Mujer sana y próspera

Ajusta Tu Vehículo Mental,
Desintoxica Tu Combustible Emocional y
Encuentra tu GPS de Vida

REBECA SEGEBRE

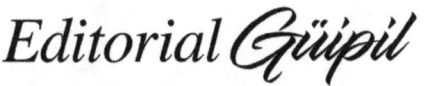

Para otros materiales, visítanos en:
EditorialGuipil.com

© 2023 por Rebeca Segebre
Todos los derechos reservados
Libro Mujer Sana y Próspera
Ajusta Tu Vehículo Mental, Desintoxica Tu Combustible Emocional y Encuentra tu GPS de Vida

Publicado por **Editorial Güipil - Guipil Publishing**
Miami, FL - Winston-Salem, NC. Estados Unidos de América

Reservados todos los derechos. Ninguna porción ni parte de esta obra se puede reproducir, ni guardar en un sistema de almacenamiento de información, ni transmitir en ninguna forma por ningún medio (electrónico, mecánico, de fotocopiado, grabación, etc.) sin el permiso previo de los editores, excepto para breves citas y reseñas.

Esta publicación contiene las opiniones e ideas de su autor. Su objetivo es proporcionar material informativo y útil sobre los temas tratados en la publicación. Se vende con el entendimiento de que el autor y el editor no están involucrados en la prestación de servicios financieros, de salud o cualquier otro tipo de servicios personales y profesionales en el libro. El lector debe consultar a su consejero personal u otro profesional competente antes de adoptar cualquiera de las sugerencias de este libro o extraer deducciones de ella. El autor y el editor expresamente niegan toda responsabilidad por cualquier efecto, pérdida o riesgo, personal o de otro tipo, que se incurre como consecuencia, directa o indirectamente, del uso y aplicación de cualquiera de los contenidos de este libro.

Versículos bíblicos indicados con NVI han sido tomados de la Santa Biblia, Nueva Versión Internacional, NVI. ©1999 por Bíblica, Inc. Usado con permiso de Zondervan. Todos los derechos reservados mundialmente. www.zonderban.com.
Versículos bíblicos indicados con RV60 han sido tomados de la Santa Biblia, versión Reina Valera 1960. ©1960 Sociedades Bíblicas en América Latina; ©renovado 1988 Sociedades Bíblicas Unidas. Utilizado con permiso. Reina Valera 1960© es una marca registrada de la American Bible Society.
Versículos bíblicos indicados con NTV han sido tomado de la Santa Biblia, Nueva Traducción Viviente, © Tyndale House Foundation 2008, 2009, 2010. Usado con permiso de Tyndale House Publishers, Inc., 351 Executive Dr., Carol Stream, IL 60188, Estados Unidos de América. Todos los derechos reservados.

Editorial Güipil

Editorial Güipil. Primera edición 2023
www.EditorialGuipil.com

ISBN: 978-1-953689-75-7
Categorías: Consejería / Inspiración / Vida Espiritual

*"Hoy comienza el primer día de tu proceso de sanidad,
no solo para cerrar heridas,
sino para redefinir tu existencia
desde la perspectiva de la gracia divina."*

Rebeca Segebre

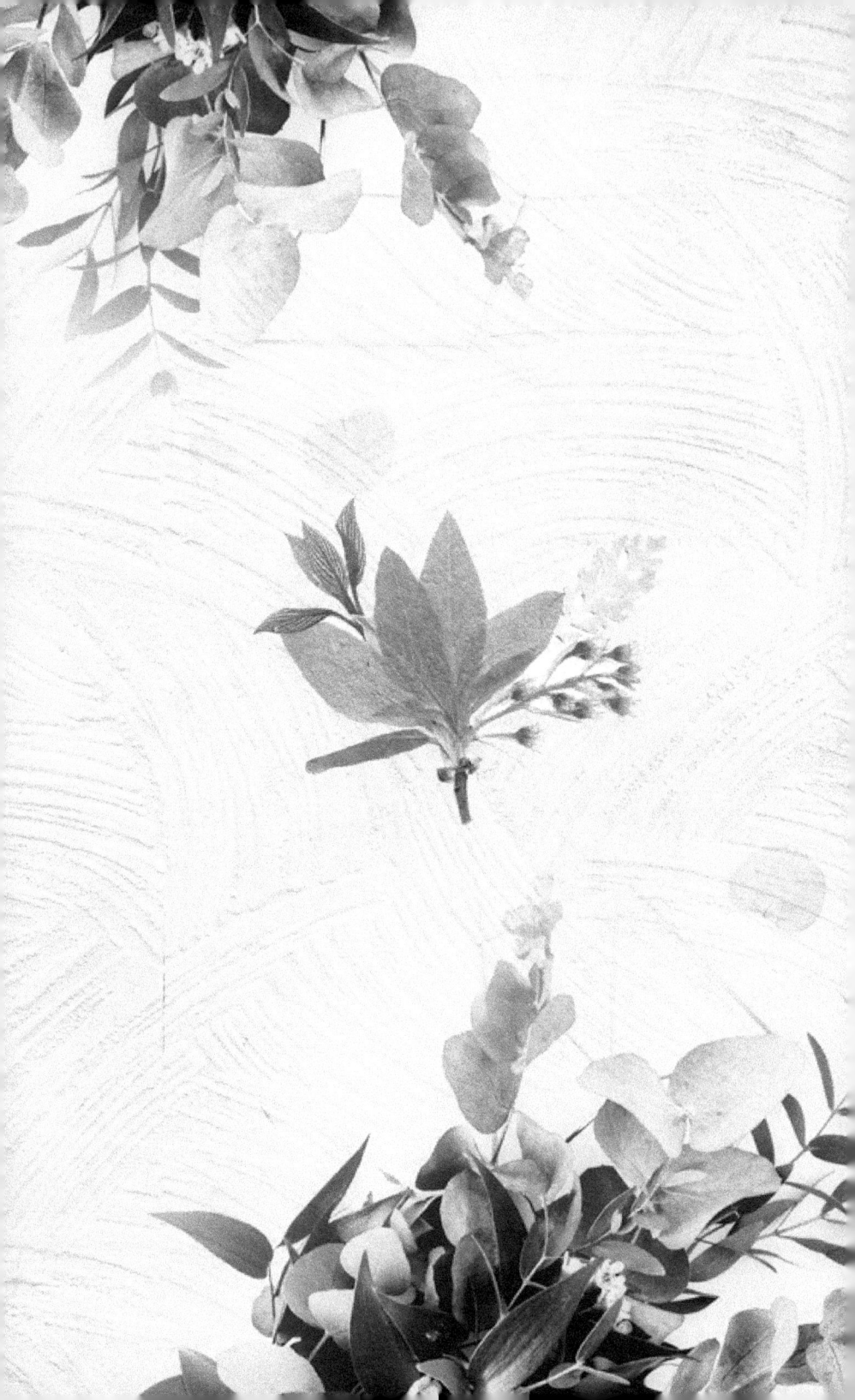

Contenido

DEDICATORIA

INTRODUCCIÓN 09

Parte 1

TU MENTE
EL VEHÍCULO QUE TE LLEVA
A LA TRANSFORMACIÓN

CAPÍTULO 1

De la Desesperación a La Esperanza 19

CAPÍTULO 2

La Doble Cara del Éxito 27

CAPÍTULO 3

Enfrentando La Tormenta Interior 35

CAPÍTULO 4

La Revelación en la Pantalla 41

CAPÍTULO 5

El Despertar: Mi Viaje de Autodescubrimiento 51

CAPÍTULO 6

La Melodía de Mi Vida 61

CAPÍTULO 7

El Valor de La Petición 69

CAPÍTULO 8
La Luz de La Palabra en Nuestro Caminar 77

CAPÍTULO 9
Un Camino hacia La Luz 85

CAPÍTULO 10
Afirmaciones Divinas: La Declaración del Amor Infinito 93

CAPÍTULO 11
La Sonrisa Perdida y El Manto de Gozo 101

CAPÍTULO 12
La Actitud Positiva como Disciplina 107

Parte 2

EL COMBUSTIBLE
IDEAL PARA LA TRANSFORMACIÓN

CAPÍTULO 1
Sanando las Heridas para Redescubrir el Propósito 125

CAPÍTULO 2
Renovando el Combustible de tu Vida 139

CAPÍTULO 3
Identificando Las Emociones Tóxicas en Mi Vida 153

CAPÍTULO 4
La Fuerza en La Fe y La Redención 163

CAPÍTULO 5
La Carga del Resentimiento 171

CAPÍTULO 6
Liberación del Peso del Pasado 179

CAPÍTULO 7
El Combustible de La Transformación 189

Parte 3

EL GPS DIVINO
NAVEGANDO HACIA LA PLENITUD

CAPÍTULO 1
La Llave de La Aceptación 201

CAPÍTULO 2
La Restauración Multiplicada 207

CAPÍTULO 3
La Llave de la Seguridad 211

CAPÍTULO 4
La Llave de La Prosperidad 215

CAPÍTULO 5
La Llave de La Bendición 219

CAPÍTULO 6
La Llave de La Creatividad.. 223

CAPÍTULO 7

La Llave de La Identidad y Propósito 227

Parte 4

LOS PILARES DE TRANSFORMACIÓN

CAPÍTULO 1

Pilar Número

Uno: Aplicar Las Afirmaciones Divinas 237

CAPÍTULO 2

Pilar Número Dos:

Mentoría Integral: Más que Solo Consejos 241

CAPÍTULO 3

Pilar Número Tres:

Crecimiento en Comunidad 249

CAPÍTULO 4

Pilar Número Cuatro

Camino Hacia La Transformación 257

APÉNDICE

Afirmaciones Divinas para la mujer Sana y Próspera 267

Acerca de la autora 273

Introducción

En la búsqueda de la sanidad integral, llegué a esta revelación: La mente es el vehículo primordial de nuestra transformación. *"No os conforméis a este siglo, sino transformaos por medio de la renovación de vuestro entendimiento, para que comprobéis cuál sea la buena voluntad de Dios, agradable y perfecta."* Romanos 12:2

Este versículo habla directamente de la transformación a través de la renovación de la mente, subrayando la importancia de la mente en el proceso de transformación espiritual y personal.

Una mujer verdaderamente sana posee, sin lugar a duda, una mente sana. Así, nos embarcamos juntas en esta travesía hacia el bienestar, no solo en lo físico, sino en lo más profundo de nuestro ser, el alma. A esto le llamamos sanidad interior. Imagínate por un momento que estás frente a un vehículo nuevo, brillante y poderoso. Este vehículo no es otro que tu propia mente, lista para ser conducida hacia horizontes de sanidad y prosperidad.

Proverbios 23:7 dice: *"Porque cual es su pensamiento en su corazón, tal es él."* Este versículo enseña claramente que, los pensamientos de una persona son fundamentales para determinar quién es, lo que implica que cambiar la forma de pensar es crucial para la transformación personal y la trayectoria de vida que una persona decide tomar. Antes de arrancar el motor y comenzar nuestro viaje, te invito a reflexionar profundamente. Piensa en las veces que has sentido el peso del dolor, ya sea por situaciones actuales, heridas del pasado, crisis familiares o las turbulencias del mundo que nos rodea. ¿Recuerdas cuántas veces todo esto ha amenazado con apagar tu luz interior? Tal vez hayas llegado a un punto en el que no te reconoces a ti misma, sintiéndote como una vara seca, desprovista de vida y energía. Si estas palabras resuenan en tu interior, quiero darte una calurosa bienvenida. Este libro es un santuario divino para la sanación interior y el crecimiento personal. Aquí, juntas, emprenderemos el camino hacia la restauración de nuestra comunión con Dios y hacia la clarificación del propósito que ha sido implantado en nosotras desde el comienzo de nuestra existencia.

Nosotras, creadas a imagen y semejanza de un Dios lleno de propósito y creatividad, hemos sido dotadas de una luz única, un brillo destinado a iluminar y no a ser asfixiado por las tormentas de la vida. En algún punto del camino, es posible que hayamos olvidado esa chispa divina, que nos hayamos sentido marchitas y sin vida. Yo misma he caminado por ese valle de sombras, donde la esperanza parecía ser solo un eco del pasado y lejano. Sin embargo, no estás aquí para escuchar sobre derrotas o para permanecer en el lamento. Estás aquí, valiente y dispuesta, en la búsqueda de esa llave que encienda el motor de tu mente y te conduzca por un camino de restauración y plenitud. Te encuentras en el umbral de un proceso maravilloso, uno que te llevará a redescubrir el propósito divino para el cual fuiste diseñada.

Que este libro te sirva de preámbulo a un diálogo franco y transformador, uno donde podamos desnudar nuestras almas y reconstruir nuestros pensamientos. Permíteme guiarte a través de las páginas que siguen, para juntas, sumergirnos en las aguas vivificantes de la Palabra de Dios, y emergiendo renovadas, nos erguiremos como mujeres sanas y prósperas, listas para vivir con el gozo y la prosperidad que nuestro Creador nos ha prometido. Con el corazón y la mente abiertos, te invito a que te unas a este viaje sagrado, mientras exploramos el vehículo de nuestra mente, y cómo, al sanar nuestras heridas y renovar nuestro entendimiento, podemos vivir una vida en su máxima expresión: sana, próspera, en comunión con Dios y alineada con la sublime voluntad de Aquel que nos formó con amor y propósito.

ENCONTRANDO EL PROPÓSITO POR MEDIO DE LA SANIDAD

Permíteme presentarme. Mi nombre es Rebeca Segebre, y traigo conmigo el legado de 15 libros que han alcanzado el éxito internacional, dedicados a iluminar el sendero espiritual de la mujer en el mundo de la literatura cristiana. En mi rol de madre adoptiva y conferencista, he recorrido un camino de entrega y descubrimiento, y como empresaria, he extendido mi misión a través de la presidencia de la academia y Editorial Güipil.

Mi jornada no se detiene allí. Con una academia dedicada a formar escritores y una universidad que inyecta vida a los emprendimientos, mi vocación se centra en alentar a las mujeres a trascender el dolor de su historia y avanzar con firmeza hacia ese luminoso futuro que Dios ha dispuesto para ellas. La adopción, ese milagro de amor que redibuja familias, ha sido uno de los campos en los que he sembrado esperanza. No sólo he acompañado a muchas en el maravilloso proceso de encontrar a sus hijos, sino que también he sido guía en la travesía de materializar sueños, desde concebir un negocio en *Expande University* hasta dar a luz ideas plasmadas en libros, apoyadas por nuestra casa editorial y una mentoría personalizada que convierte la visión en realidad tangible. Y ahora, tu presencia aquí, en este libro que nace de mi corazón, es una nueva joya en esta cadena de transformaciones. Estoy alegre de saber que has decidido sumarte a esta aventura de crecimiento y sanidad. La senda hacia la realización de nuestros sueños está a menudo obstaculizada por los escombros del pasado y las cargas que aprisionan nuestro interior. Este es el primer peldaño de un recorrido de cuatro etapas, diseñado meticulosamente no para saturarte con horas ininterrumpidas de contenido, sino para proporcionarte el espacio y el ritmo necesarios para la reflexión y la práctica. Así que, los ejercicios que propongo no son meras tareas; son herramientas de transformación personal, creadas con el propósito de guiarte hacia la sanidad integral del dolor y sus secuelas, permitiéndote descubrir y abrazar el propósito divino de tu existencia y perseguirlo a diario con renovada pasión y claridad.

Con la promesa de un viaje tan enriquecedor como liberador, me entusiasma invitarte a abrir las páginas de este libro, pero también las puertas de tu corazón, para que juntas emprendamos este sagrado viaje de sanidad y prosperidad.

TRANSFORMA TU DOLOR EN PODER: EL CAMINO HACIA UNA VIDA SANA Y PRÓSPERA

Bienvenido a "Sana y Prospera", un viaje transformador hacia la sanidad y el bienestar emocional y espiritual. Este libro te invita a explorar y empoderar tu mente, alma y espíritu en la búsqueda de una vida plena y en profunda comunión con Dios. Aquí, descubrirás cómo transformar el dolor en una fuerza poderosa para el cambio positivo y la autorrealización.

Parte 1: Tu mente - El vehículo que te lleva a la transformación.

En esta sección, profundizaremos en la importancia de reconocer y entender el dolor para sanar y alcanzar tus sueños. A través de mis experiencias personales con la agorafobia, los ataques de pánico y la ansiedad, compartiré cómo puedes transformar la desesperación en esperanza y cómo los desafíos pueden ser oportunidades para un crecimiento sin precedentes.

Parte 2: El Combustible Ideal para la Transformación

Aquí, nos enfocaremos en el "combustible" que impulsa nuestras vidas: nuestras emociones, actitudes y pensamientos. Descubrirás la diferencia entre las emociones negativas naturales y las emociones tóxicas, y aprenderás cómo la desintoxicación emocional es clave para una sanidad interior profunda y genuina.

Parte 3: Navegando hacia la Plenitud - El *GPS* Divino

Esta sección crucial te revelará el plan divino y las disciplinas mentales y espirituales que transformarán tu vida. A través de siete llaves prácticas, basadas en principios bíblicos, trazarás tu camino hacia una salud integral y una prosperidad duradera.

Parte 4: Los Pilares de la Transformación

La parte final de este libro consolida todo lo aprendido y lo aplica a la vida diaria. Estas herramientas poderosas y están diseñadas para cambiar nuestra percepción y, con ello, la realidad que nos rodea. Estos principios, aplicados con consistencia y dedicación, producirán cambios profundos y duraderos, permitiéndonos caminar en la identidad y propósito que Dios ha trazado para cada una de nosotras.

"Sana y Prospera" es una guía hacia una vida de alegría, paz y realización. Si te encuentras en una encrucijada, enfrentando desafíos emocionales o espirituales, este libro será tu faro de luz, ofreciéndote una ruta clara hacia un futuro más brillante y esperanzador. Abre tu corazón a este viaje transformador y comienza tu camino hacia una vida sana y próspera, en plena comunión con Dios.

Tu mentora espiritual, Rebeca Segebre

Parte 1

TU MENTE

El vehículo que te lleva a la transformación

RECONOCIENDO EL DOLOR
PARA ALCANZAR LOS SUEÑOS

Bienvenida a esta travesía, no importa si es en este instante o en un reflejo del tiempo pasado, tu voz y tu historia son esenciales en este diálogo de transformación.

Soy Rebeca, y durante más de una década, he sido testigo de la metamorfosis de incontables mujeres, que, al igual que tú, han sentido el llamado a sanar sus heridas y a desplegar sus alas hacia sus sueños. Esta sanidad proviene de una fusión poderosa entre la disciplina mental y la fe espiritual, una sinergia que revelaré ante ti con la esperanza de que se convierta en el faro que te guíe a través de las sombras hacia la luz.

Si has llegado aquí, es posible que formes parte de la extensa familia de corazones que siguen mi mensaje en medios o redes sociales, buscando esa chispa que encienda de nuevo la esperanza y el propósito en sus vidas. Y si así es, quiero que sepas que estás a punto de embarcarte en una jornada para superar aquellas tormentas que tal vez han ensombrecido tu ser—la ansiedad, el desánimo, las sombras de la depresión o los abruptos sobresaltos del pánico.

¿QUÉ ES LO QUE ANHELAS SUPERAR?
¿QUÉ CADENAS INVISIBLES TE IMPIDEN AVANZAR?

Te invito a nombrar esos gigantes, a reconocerlos no como tus destructores, sino como los escalones que te elevarán una vez que aprendas a subirlos y dejarlos atrás. Ya sea que busques serenidad mental, fortaleza emocional, o una convivencia armónica con tu pareja, el objetivo es claro: sanar no solo por sanar, sino para vivir plenamente, para amar sin barreras, para ser tú sin las sombras del ayer.

Hoy comienza el primer día de tu proceso de sanidad, no solo para cerrar heridas, sino para redefinir tu existencia desde la perspectiva de la gracia divina. Estoy aquí para guiarte, para acompañarte en cada paso y cada respiro de esta transformación.

Déjame llevarte de la mano hacia la sanidad. Permíteme mostrarte cómo cada dificultad superada es una victoria que nos acerca más a aquellos sueños que Dios ha sembrado en lo más hondo de nuestro ser.

Te invito a plasmar tus reflexiones y descubrimientos a lo largo de estas páginas, tal como lo harías en los comentarios de uno de mis videos que te ha tocado profundamente. Estoy ansiosa de que me envíes tus comentarios por medio de nuestra comunidad en WhatsApp o por correo electrónico. Cada palabra que compartes es un hilo valioso en el tejido de esta comunidad que crece y se fortalece con la sabiduría compartida.

Visita este enlace y únete a la comunidad:
OrandoJuntas.com

CAPÍTULO 1
De la Desesperación a La Esperanza

La transformación es una odisea, y cada mujer lleva inscrita en su alma las líneas de un mapa único que la guía a través de sus propias tormentas y bonanzas. Mi propio viaje comenzó en la desesperación, y para mostrarte que esta transformación es posible, te invito a mirar a través de mis recuerdos, algunos de ellos están plasmados en las páginas de "*Confesiones de una mujer desesperada*". Este libro que escribí ya hace más de 15 años es un testimonio de mi vulnerabilidad, una crónica de un tiempo en que la luz parecía una visitante esquiva en mi vida.

Cuando sostengo ese libro entre mis manos, siento el peso de la desesperación, el grosor de cada duda, de cada temor, de cada lágrima que fue vertida en busca de una salida. Pero, aunque en ese entonces no era la mujer repleta de positividad que conoces hoy, ese era el comienzo de algo transformador. Fue un paso necesario en mi viaje, un capítulo esencial que me enseñó a ser quien soy ahora.

Hoy, con una nueva perspectiva, he escrito "*Confesiones de una mujer positiva*". En este otro libro, comparto contigo los secretos que me llevaron a sanar del dolor y me atreví a buscar y abrazar la felicidad. Hoy esta es una felicidad real, que ya no es esporádica, sino un estado sostenido y genuino. He aprendido que la sanidad no es un destino al que se llega de una vez por todas, sino un proceso continuo, un viaje que se disfruta paso a paso y que comienza con la restauración de una comunión genuina con Dios.

Filipenses 4:8 dice: "*Por lo demás, hermanos, todo lo que es verdadero, todo lo honesto, todo lo justo, todo lo puro, todo lo amable, todo lo que es de buen nombre; si hay virtud alguna, si algo digno de alabanza, en esto pensad.*" Estos versos enfatizan la importancia de enfocar la mente en pensamientos positivos y virtuosos, lo cual es la llave principal para una transformación personal y espiritual. Así como los títulos de mis libros han evolucionado de la desesperación a la positividad, así también quiero guiarte en este camino de transformación. No es suficiente con mantenerse positiva cuando los cielos están claros; el verdadero desafío es sostener esa luz cuando las crisis y tormentas arrecian. Y sí, es posible, incluso en los tiempos más oscuros.

Mi viaje es prueba de ello. Cuando escribí sobre mi desesperación, estaba a medio camino de entender la totalidad del paisaje de mi espíritu. No tenía todas las respuestas, y aún sigo aprendiendo cada día. Pero lo que he descubierto a lo largo de este camino ha sido inmensamente valioso, y es lo que me motiva a compartir estas lecciones contigo: Incluso en los momentos de mayor crisis, puedo encontrar la fortaleza en Dios para permanecer firme y salir victoriosa. Es más, las crisis pueden ser el escenario perfecto para un crecimiento sin precedentes y al enfrentarlas con determinación y fe, podemos salir de ellas no solo intactas, sino fortalecidas y renovadas.

UN DESPERTAR DOLOROSO

La vida tiene una manera singular de ponernos frente a espejos que reflejan realidades que, a veces, preferiríamos no ver. El día de mi boda, yo era el reflejo de la esperanza y la ilusión, una mujer joven de 26 años convencida de que caminaba hacia su misión divina junto a un hombre que compartía sus mismos sueños y anhelos espirituales. Sin embargo, el tiempo se encargaría de revelarme que los reflejos a menudo cambian con la luz. El deseo de servir al Señor me llevó a estudiar teología, y fue allí donde la vida me cruzó con quien sería mi esposo. Creí haber tomado la decisión correcta; después de todo, no lo había encontrado en un lugar de perdición, sino en un espacio de fe. Esperaba que, juntos, caminaríamos hacia el servicio divino, pero los meses pasaron y la realidad se distanció cruelmente de mis expectativas.

Encontré mi corazón anclado a un matrimonio que, lejos de ser el refugio espiritual que anhelaba, se convirtió en un campo de batalla de emociones y desencuentros. La toxicidad de la relación no venía de un comportamiento abiertamente hostil, sino de una agresividad pasiva, una niebla densa y fría que se instala sutilmente y te hace cuestionar cada paso, cada palabra, cada respiración. Fue entonces cuando entendí que compartir un altar no garantiza compartir un destino. Yo deseaba fervientemente servir, vivir una vida entregada a los designios divinos, pero me vi atrapada en la paradoja de una unión que me alejaba de ese camino. Me sentí perdida, como si cada intento de alcanzar la claridad me sumergiera más en la confusión y no sabía como esto podía estar sucediendo.

Pero este capítulo no es solo la crónica de un matrimonio difícil. Es también el relato de un viaje hacia el conocimiento profundo de la mente y el espíritu, un viaje que ahora deseo compartir contigo. Muchas veces, el dolor y la confusión surgen no solo de las circunstancias externas, sino también de lo que desconocemos sobre nosotros mismos y sobre cómo procesamos nuestras experiencias.

Ahora veo que aquella joven que era yo, llena de ilusiones y sin conocimiento de la psicología humana, estaba a punto de embarcarse en el más transformador de los viajes: el descubrimiento de la propia fortaleza interior, la comprensión de la psique y el poder de la sanidad personal. En las páginas que siguen, exploraremos juntos cómo los desafíos personales y la falta de comprensión sobre nuestra propia mente pueden llevarnos a situaciones difíciles. Pero, lo más importante, te mostraré cómo este conocimiento puede ser la llave para desbloquear la puerta de tu sanidad y crecimiento si entendemos que las dificultades pueden ser una distracción que nos llevó a olvidar la permanencia en nuestra comunión con Dios. Es allí cuando el consejo de las sagradas escrituras se debe aplicar: "Poned la mira en las cosas de arriba, no en las de la tierra." Este consejo de enfocar la mente en lo espiritual en lugar de lo terrenal que nos distrae, es un llamado a utilizar la mente para enfocarse sin reservas en Dios, de manera que pueda hacer un cambio más significativo en nuestro ser.

Si te encuentras en una situación similar, si sientes que tus esperanzas se ven opacadas por la realidad de un entorno tóxico, te invito a acompañarme en este viaje hacia la luz. Porque no importa cuán oscuro parezca el camino ahora, siempre hay una senda que conduce a la paz y al propósito. Y juntas, con cada página que pasemos, nos acercaremos a esa luz que anhelamos.

ROMPIENDO CADENAS

La vida moderna, con todas sus promesas de avance y libertad, a menudo nos ata con cadenas invisibles más fuertes que cualquier metal. Yo estaba encadenada, no por la falta de opciones, sino por las circunstancias que me rodeaban, circunstancias que, a simple vista, representaban el éxito y la realización, pero que en su esencia me asfixiaban con su abrazo frío. Tras mi boda, quedó claro que mi destino no sería la misionera ni me dedicaría a lo ministerial. Como ingeniera, me sumergí en el mundo tecnológico, un mundo eminentemente masculino en el campo de la ingeniería de sistemas, donde jornadas extenuantes eran la regla, no la excepción. Mi oficina, aquel lugar atemporal, donde las horas se desdibujaban y se confundían, me consumía. No era la carga laboral lo que me agotaba; era la sensación de cada proyecto, de cada línea de código, alejándome más de mi verdadero ser.

En mi hogar, en vez de hallar un santuario, descubrí una fuente de agotamiento emocional diferente. Mi pareja, lejos de ser cómplice de mis sueños, parecía construir un laberinto sin salida. El entorno tóxico de mi casa y mi trabajo se entrelazaban, tejiendo una red de desesperanza.

Sin embargo, en medio de esa opresión, emergió una chispa de rebeldía, un anhelo de respirar libremente, de reclamar mi espacio, mi derecho a soñar y ser feliz. Así empecé a descubrir herramientas para iniciar mi camino hacia la sanidad y la positividad. Fallé al enojarme con Dios, en lugar de enfrentar mis decisiones erróneas: un matrimonio con alguien que no compartía mis prioridades, una carrera que se convertía en refugio en vez de pasión. Me negué a cuestionar mis elecciones, tanto profesionales como personales. Y en esa negación, busqué refugio en mi carrera, descuidando mi vida espiritual, reemplazando mi búsqueda de Dios por el afán laboral.

Es aquí donde las palabras de Moisés cobran vida: "Enséñanos a entender la brevedad de la vida, para que crezcamos en sabiduría." (Salmos 90:12 NTV). Este versículo no es solo una reflexión; es un llamado divino a reconocer las estaciones de la vida, a entender cómo nuestras decisiones básicas pueden alejarnos de Dios sin que nos demos cuenta. No hay señales en el camino que adviertan "Lejos de Dios, por aquí". Comienza con decisiones simples: ¿Con quién me casaré? ¿A qué me dedicaré? Que nos llevan a un período de distracciones y vanidades.

Estas distracciones, estos espejismos de lo temporal, nos alejan de lo eterno. Dios nos llama a enfocar nuestra atención en lo que verdaderamente importa: restaurar nuestra comunión con Él, reconectarnos con nuestra esencia y propósito. En esta revelación, hallé la clave para romper mis cadenas, para liberarme de las ataduras de una vida que no me pertenecía, y comenzar a vivir una vida en plenitud con Dios. Aunque cuando comencé, lo hice desde la desesperación, poco a poco fui encontrando la claridad y la fuerza para transformar esa desesperanza en optimismo, en energía positiva que me impulsaría hacia adelante. Los sueños que creí muertos, los ministeriales, los empresariales, todos ellos empezaron a tomar un nuevo aliento. Te mostraré cómo rescaté esos sueños del olvido, cómo los nutrí nuevamente hasta verlos florecer. Porque si yo pude encontrar ese camino de regreso a mí misma, tú también puedes hacerlo.

En la lucha por mi sanidad emocional y en la reconstrucción de mis sueños descubrí que, aunque las cadenas que nos atan puedan parecer indestructibles, cada eslabón se puede romper con la herramienta adecuada y aunque el camino puede ser duro, vale cada paso, cada esfuerzo, cada lágrima, porque al final, encontré la mayor de las recompensas: Mi comunión con Dios restaurada y la libertad de ser una Mujer Sana y Próspera.

EL DESPERTAR DE LA CONCIENCIA

El primer paso hacia la libertad es a menudo el más desafiante. Es ese instante crítico en el que tomamos plena conciencia de nuestra realidad y decidimos ya no ser espectadores de nuestras propias vidas. Mi despertar comenzó con una pregunta que resonó en el silencio de mi alma: "¿Es esta la vida que deseo para mí?"

La respuesta fue un rotundo y doloroso "No". No era la vida que había soñado cuando, con mi título de teología en mano, imaginé servir a mi comunidad y expandir el reino de Dios y seguir mis convicciones. No era la vida que anhelaba cada noche al regresar a un hogar que debía ser mi refugio, pero se había convertido en una prisión.

RECONOCER MI INSATISFACCIÓN FUE CRUCIAL

Me permitió comenzar a desmantelar, una a una, las falsas creencias que me mantenían atada a esa existencia vacía. Me enfrenté a la verdad de que había más en mí, más por descubrir, más por experimentar, y más por ofrecer.

Este libro es una invitación a ese despertar. A veces necesitamos llegar al fondo de nuestra desesperación para encontrar la fuerza necesaria para impulsarnos hacia arriba. En mi caso, mi proceso de autoindagación, fueron los momentos de revelación que como estrellas fueron emergiendo en el crepúsculo de mi consciencia.

CAPÍTULO 2
La Doble Cara del Éxito

Desde la cima de mi carrera profesional como ingeniera de sistemas y jefe de proyectos, mi vida exterior parecía un tapiz tejido con hilos de éxito y logros. Un cargo respetado, un salario que muchos envidiaban y el reconocimiento de mis colegas adornaban mi fachada profesional. Sin embargo, tras esa apariencia de éxito, se ocultaba un torbellino interno, una batalla constante entre lo que la sociedad etiquetaba como "éxito total" y los anhelos más profundos de mi corazón.

Esta dicotomía, a menudo, nos atrapa, llevándonos a vivir a medias, donde los logros profesionales no llenan los vacíos emocionales y espirituales. Descubrí que, aunque alcances todas las metas profesionales, si hay aspectos personales fracturados, el éxito se siente incompleto, casi como un sabor amargo. Mis logros se habían convertido en una máscara, distanciándome de mi verdadera esencia y de Dios. Quiero llevarte de la mano en este viaje personal, mostrándote cómo hallé un equilibrio más saludable, más alineado con mi auténtico ser. En este proceso, tuve que reevaluar mis prioridades y replantear mi definición de éxito. No fue sencillo. Requirió una honestidad implacable conmigo misma y el valor para implementar cambios significativos en mi vida.

La congruencia entre acciones y valores es crucial, porque el verdadero éxito se mide en la paz y la alegría que vivimos, no solo en logros materiales. Redirigir el enfoque de un éxito unidimensional a cultivar una vida integral es vital. Aprendí a valorar mi bienestar emocional y espiritual tanto como mi progreso profesional y a priorizar mi comunión con Dios.

El versículo 13 del Salmo 90 dice: "¡Oh SEÑOR, vuelve a nosotros!", pero, en realidad, Dios nunca se ha movido. Él nos dice: "Vuélvete a mí y yo me acercaré a ti". He interpretado estas palabras como una invitación a regresar a Él, pues Él nunca nos ha dejado; somos nosotros quienes nos hemos alejado. Las distracciones que elegimos para aliviar el dolor de nuestras decisiones erradas nos han apartado de Dios, causando daño emocional a nuestras almas, desesperación, cansancio y falta de paz. Pero si volvemos a Dios, Él está allí. Este paso es el que denomino "La Transformación y el Llamado al Retorno" (v. 13): un deseo de cambio, un clamor por la intervención divina. Al igual que Israel, a veces nuestras vidas se ven afectadas negativamente por nuestras elecciones. Este versículo nos recuerda la importancia de pedir a Dios que regrese a nuestras vidas, que nos transforme y renueve nuestra relación con Él.

Hoy es un buen día para preguntarte si tu propia definición de éxito en tu mente está en armonía con lo que realmente deseas profundamente para tu vida. Y si no lo está, pídele a Dios primero la sabiduría y luego el valor de realizar los ajustes necesarios, sabiendo que es posible construir una carrera exitosa sin sacrificar tu felicidad y tu integridad personal.

Este no es solo un viaje hacia el equilibrio, sino una invitación a redescubrirte y abrazar todas las dimensiones de tu ser. Porque ser una Mujer Sana y Próspera significa prosperar en todos los ámbitos de la vida, no solo en el que es visible para el mundo.

REIMAGINANDO EL ÉXITO

Hay un momento decisivo en la vida de cada persona cuando nos enfrentamos a la encrucijada de seguir el camino marcado por las expectativas ajenas o atrevernos a trazar el propio. Este capítulo es una invitación a ese momento, a tomar esa pausa reflexiva y hacerse la pregunta crucial: ¿Está mi actual definición de éxito realmente alineada con mis deseos más auténticos y con quien anhelo ser?

Te invito a explorar esta pregunta sin miedo, con la mente abierta y el corazón dispuesto a escuchar las respuestas que a veces se ocultan tras el ruido del "debería ser". Reflexiona sobre lo que para ti significa vivir una vida exitosa. No la versión que te han contado, no la que has visto en redes sociales o la que parece satisfacer a todos los demás. Sino la tuya, esa versión única y personal que resuena con tu ser más profundo.

PASOS PRÁCTICOS PARA ALINEAR NUESTRAS ACCIONES DIARIAS CON NUESTROS VALORES

1. IDENTIFICACIÓN DE ÁREAS PARA REAJUSTE:

Realizar ajustes en la vida no es admitir un fracaso, sino abrazar el crecimiento. Jonás intentó huir de la voluntad de Dios, pero después de enfrentar una gran tormenta y ser tragado por un gran pez, realizó ajustes en su vida y obedeció a Dios. Su historia es un ejemplo de cómo los ajustes pueden llevar a un crecimiento significativo y al cumplimiento de un propósito mayor.

Muchas veces, el verdadero fracaso es aferrarse a una vida que no nos pertenece. Toma estas medidas prácticas para alinear tus acciones diarias con tus valores más esenciales. Utiliza un libro tipo "Journal" para hacer los siguientes ejercicios en tu tiempo devocional:

- **Evaluación Personal:** Dedica un tiempo a la introspección. Pregúntate honestamente: ¿Estoy satisfecha con mi carrera, relaciones, salud y vida espiritual?

- **Diario de Reflexión:** Lleva un diario durante una semana. Anota momentos de satisfacción y frustración en cada área. Esto te ayudará a identificar patrones y áreas que necesitan atención.

- **Lista de Valores:** Enumera tus valores fundamentales. ¿Tus actividades diarias reflejan estos valores? Si no es así, considera qué cambios necesitas hacer.

Si deseas puedes utilizar uno de nuestros *"Journals".* Estas herramientas las hemos creado y utilizado con éxito en nuestro grupo VIP de nuestra comunidad Mujer Valiosa. Adicionalmente son las bases de las primeras páginas de ejercicios en nuestro **Planificador Demos Gracias**.

2. HERRAMIENTAS PARA UN PLAN DE ACCIÓN:

Esta es una lista de consejos para identificar las áreas de tu vida que pueden necesitar una recalibración. ¿Es en tu carrera, en tus relaciones, en tu salud o en tu vida espiritual? Estos ejercicios son tu herramienta para crear un plan de acción, paso a paso, para realizar esos cambios esenciales, siempre basándome en la compasión y la paciencia hacia uno mismo.

- **Objetivos Pequeños y Realizables:** Establece metas pequeñas y específicas en cada área que deseas mejorar. Por ejemplo, en la salud, podría ser caminar 30 minutos al día.

- **Planificación Semanal:** Dedica un tiempo cada semana para planificar. Asegúrate de incluir actividades que reflejen tus valores y te acerquen a tus metas.

- **Apoyo y Responsabilidad:** Habla con amigos, familiares o un mentor sobre tus planes. A veces, compartir tus objetivos con otros puede proporcionarte el apoyo y la responsabilidad necesarios para cumplirlos.

- **Flexibilidad y Paciencia:** Sé flexible y paciente contigo misma. El cambio lleva tiempo y es posible que necesites ajustar tus planes a medida que avanzas.

3. LA BÚSQUEDA DEL AMOR Y GOZO DE DIOS (SALMO 90:14):

Buscar a Dios por su amor y gozo es entrar en una temporada de intimidad y adoración genuina. Es un momento de reconectar con la fuente de nuestra alegría y paz, dejando que su amor llene cada espacio de nuestro ser. Decide restaurar tu comunión con Dios y decirle: "Sácianos cada mañana con tu amor inagotable, para que cantemos de alegría hasta el final de nuestra vida."

- **Tiempo Diario con Dios:** Dedica tiempo cada día para la oración y la lectura bíblica, enfocándote en sentir el amor y el gozo de Dios.

- **Diario de Gratitud:** Mantén un diario de gratitud donde anotes diariamente las bendiciones y expresiones del amor de Dios en tu vida.

- **Adoración y Alabanza:** Incluye en tu rutina diaria momentos de adoración y alabanza. Esto puede ser a través de la música, la naturaleza, el arte o cualquier forma que te conecte con Dios y le adores por quien es El.

- **Servicio y Amor al Prójimo:** Busca maneras de servir y mostrar amor a los demás. El acto de dar puede ser una poderosa forma de experimentar y compartir el amor de Dios.

- **Retiros y Tiempo de Silencio:** Considera tomar retiros espirituales o tiempos de silencio regularmente para profundizar tu relación con Dios y renovar tu espíritu.

Ahora espero que comiences a desmantelar las viejas estructuras de éxito y construir unas nuevas, que te pertenezcan legítimamente. Este es el momento para que tomes las riendas y definas el éxito en tus propios términos, creando una vida que no solo se vea bien en el papel, sino que se sienta genuinamente satisfactoria en lo más hondo de tu alma.

Mientras lees este libro, y por medio de mi propia historia, te mostraré cómo, al encontrarme en esa disyuntiva, decidí valientemente redefinir el éxito para mí. No fue un camino fácil, pero sí fue liberador. Dejar ir la imagen del éxito que no me pertenecía fue como quitarse un abrigo pesado en pleno verano.

Recuerda, el éxito más grande es ser fiel a Dios, a ti misma y a tus sueños, es decidir ser una Mujer Sana y Próspera en todas las áreas de tu vida. Y eso, querida lectora, es algo que solo tú puedes definir y alcanzar cuando estas en comunión con Dios, tu creador.

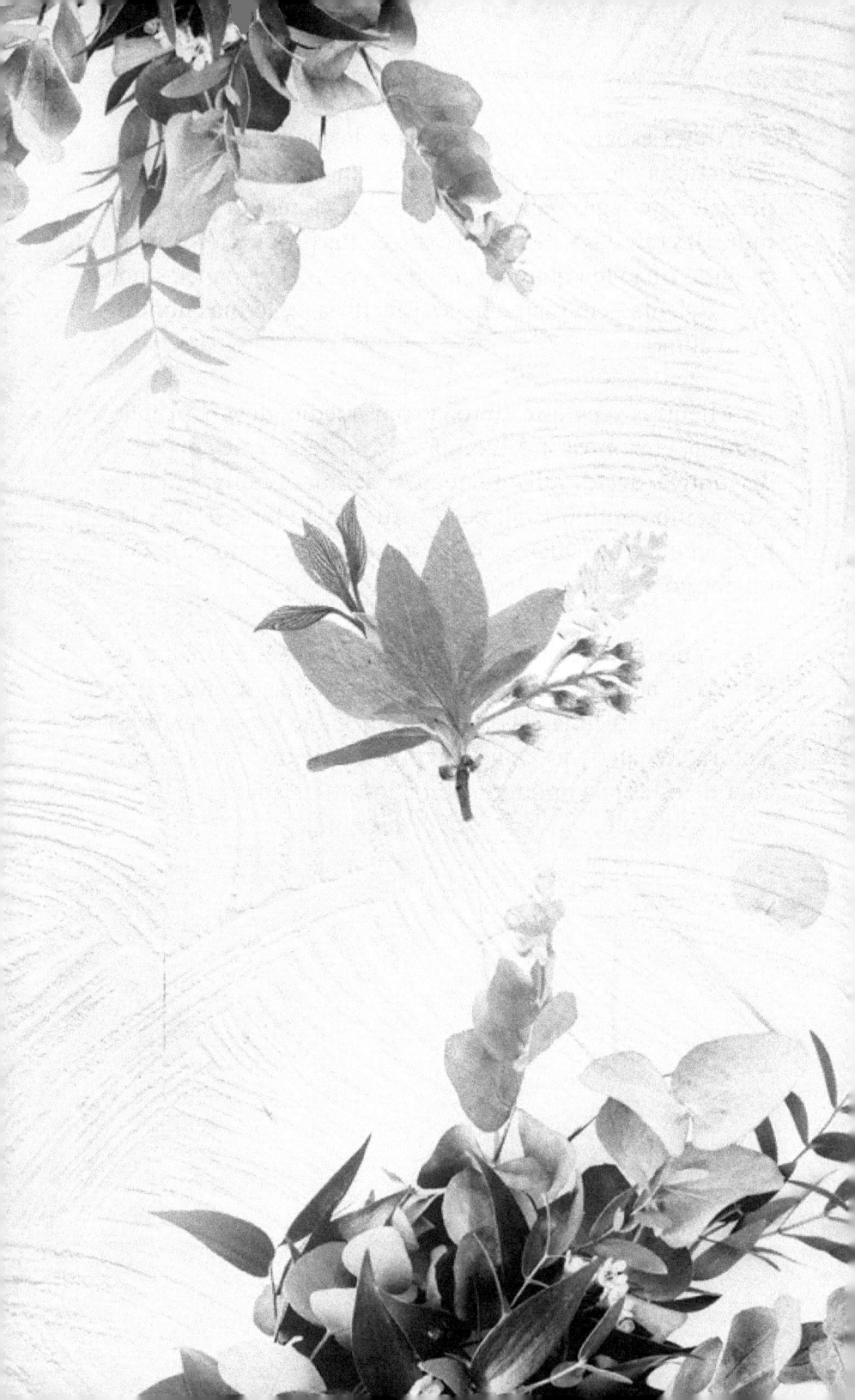

CAPÍTULO 3
Enfrentando La Tormenta Interior

La fe y la espiritualidad a menudo se consideran refugios contra las tormentas de la vida. Pero, ¿qué ocurre cuando esos mismos lugares sagrados no brindan el consuelo que buscamos? ¿Cuándo las oraciones se sienten huecas y nuestra comprensión de las Escrituras no logra aliviar el peso que llevamos dentro? Este capítulo te llevará por el camino menos transitado del dolor espiritual y cómo afrontarlo. En este momento sagrado de honestidad y vulnerabilidad, compartiré contigo mi experiencia personal con la ansiedad y los ataques de pánico. No la ansiedad pasajera que todos experimentamos en algún momento, sino la ansiedad que se siente como un voraz incendio interno, la que precede a los ataques de pánico, que te deja sin aliento y te hace sentir que el mundo se reduce a un punto de dolor agudo e insostenible.

Incluso muchas veces en la comunidad de fe, donde la fuerza y la convicción son reales, muchas veces no hay espacio para admitir nuestras luchas y encontrar el coraje para enfrentarlas. Y es que existe el mito de que la fe excluye el sufrimiento psicológico y, en realidad, la espiritualidad profunda a menudo se encuentra en medio de la fragilidad humana. La fe y el sufrimiento no son mutuamente excluyentes, y a menudo, es en medio de nuestras luchas que tenemos experiencias espirituales significativas que nos llevan a encontrarnos profundamente con Dios.

LA BIBLIA OFRECE VARIOS EJEMPLOS Y ENSEÑANZAS QUE RESPALDAN ESTA IDEA:

- **2 Corintios 12:9-10** - "Y me ha dicho: 'Mi gracia te basta, porque mi poder se perfecciona en la debilidad'. Por lo tanto, de buena gana me gloriaré más bien en mis debilidades, para que repose sobre mí el poder de Cristo. Por lo cual, por amor a Cristo me gozo en las debilidades, en afrentas, en necesidades, en persecuciones, en angustias; porque cuando soy débil, entonces soy fuerte." Aquí el apóstol Pablo habla de cómo su propia fragilidad se convierte en un lugar para experimentar el poder y la gracia de Dios.

- **Salmo 34:18** - "Cercano está Jehová a los quebrantados de corazón; Y salva a los contritos de espíritu." Este versículo sugiere que Dios está especialmente cerca de aquellos que están sufriendo o pasando por momentos de fragilidad emocional o espiritual.

- **1 Pedro 4:12-13** - "Amados, no os sorprendáis del fuego de prueba que os ha sobrevenido, como si alguna cosa extraña os aconteciese; sino gozaos por cuanto sois participantes de los padres de Cristo, para que también en la revelación de su gloria os gocéis con gran alegría." Pedro anima a los creyentes a no ver el sufrimiento como algo extraño, sino como parte del camino de seguir a Cristo.

- **La Historia de Job** - La historia de Job es un ejemplo clásico de sufrimiento psicológico y físico intenso en una persona de fe. A pesar de sus luchas y preguntas, Job mantiene su fe y, al final, encuentra un entendimiento más profundo de Dios y de su propia espiritualidad.

CONFRONTANDO PENSAMIENTOS LIMITANTES

Aun para hijos de Dios los pensamientos se pueden convertir en cadenas que aprisionan el alma. Si tenemos actitudes y creencias limitantes tales como: la presión de ser siempre la persona fuerte, la persona santa porque es conocedora de la Palabra, ser aquella persona que nunca se tambalea. Todas estas creencias de creer controlarlo todo, pueden llevarte a un estado de desesperación en el que parece que la única salida es medicarse. Pero hay esperanza, en Dios, el que tiene la ayuda sobrenatural que puede tocar tu vida cuando menos lo esperas.

HAY OTRAS MANERAS DE SANAR

Yo también descubrí que existían ejercicios que ayudan con la condición mental tales cómo la atención plena, la terapia y la reconexión con una espiritualidad auténtica y personal que pueden ser milagros en nuestras vidas, pero debes mirar más allá de los prejuicios y las soluciones fáciles.

Romanos 5:3-5 - "*Y no sólo esto, sino que también nos gloriamos en las tribulaciones, sabiendo que la tribulación produce paciencia; y la paciencia, prueba; y la prueba, esperanza.*" Este pasaje habla de cómo los desafíos y ajustes en la vida pueden producir crecimiento y fortaleza de carácter.

Quizás estás luchando en silencio, y yo estoy aquí para decirte que no estás sola y que hay caminos de sanidad que aún no has explorado. Lo primero es comenzar a liberarte de esos pensamientos que te atan, y te insto a buscar ayuda profesional si la necesitas. Este es el momento de creer en milagros, sí, pero también en la milagrosa capacidad de recuperación que yace dentro de ti.

Mi deseo es que encuentres la paz en saber que es posible atravesar la desesperación y encontrar una serenidad duradera. Una paz que no se basa en la ausencia de lucha, sino en la presencia de una fuerza interior que ha sido forjada a través de la adversidad, emergiendo al otro lado como una *Mujer Sana y Próspera.*

Es lo que llamo La Fortaleza del Corazón, Solo Dios puede entregarnos la Restauración que necesitamos.

"¡Danos alegría en proporción a nuestro sufrimiento anterior! Compensa los años malos con bien."
Salmos 90:15

Con un corazón fortalecido por Dios, Moisés ora por la restauración de lo perdido. Aquí hay un mensaje poderoso: en Dios, hay esperanza de recuperación y renovación, sin importar lo que hayamos enfrentado o perdido.

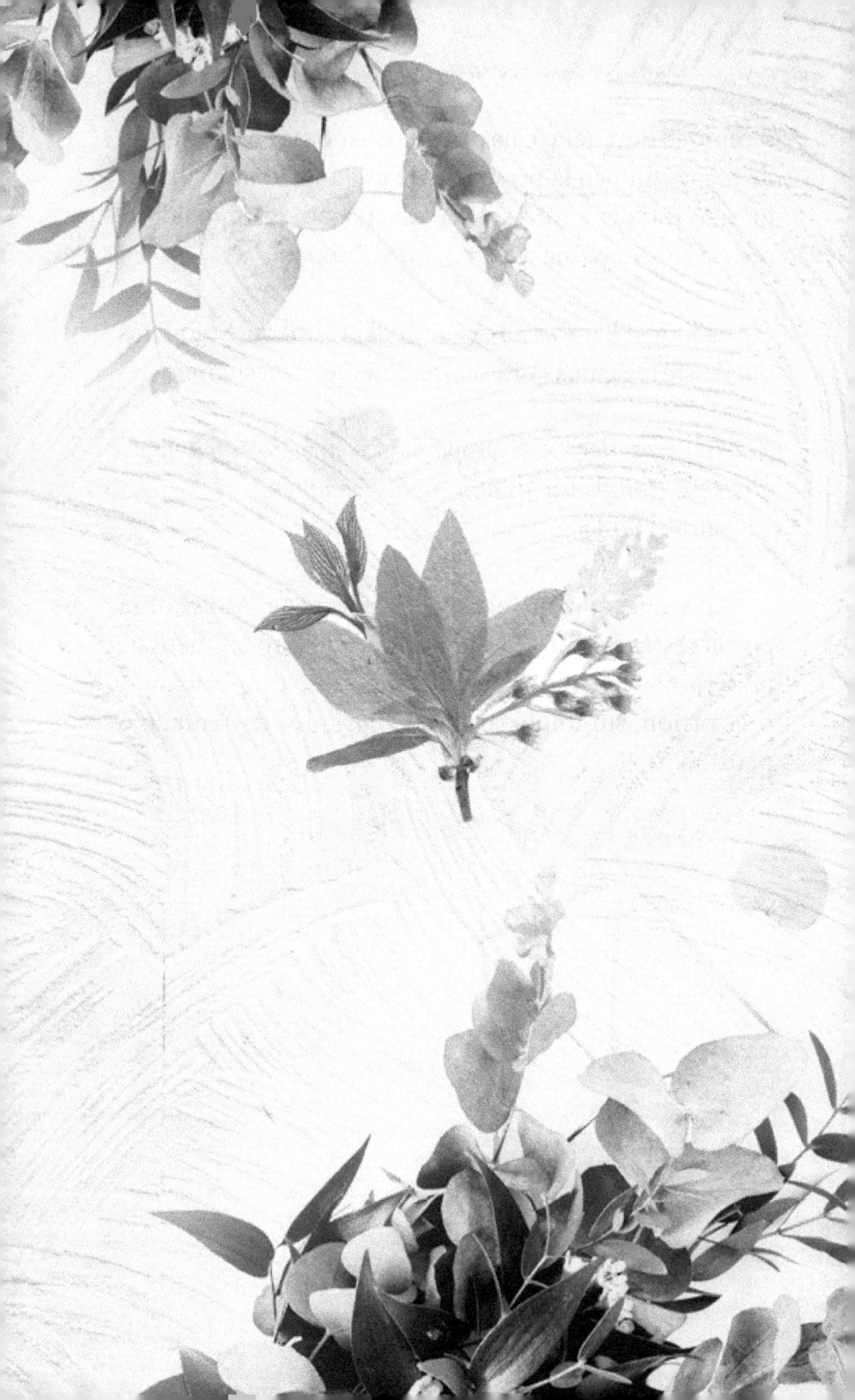

CAPÍTULO 4
La Revelación en la Pantalla

La vida tiene una forma peculiar de enseñarnos lecciones, a veces a través de libros, a veces a través de conversaciones y, otras veces, a través de una imagen fugaz en una pantalla de televisión. Fue precisamente uno de estos momentos inesperados el que me ofreció una comprensión profunda de lo que me estaba sucediendo.

Permíteme llevarte de vuelta a ese día, hace ya dos décadas, cuando una palabra en la televisión resonó en mi mente como un gong: agorafobia. Era un término desconocido para mí, pero la descripción de la condición encendió una luz en la oscuridad de mi confusión. Ese momento fue un punto de inflexión para mí. Me vi reflejada en la pantalla, en las descripciones de los síntomas que parecían ser narrados desde lo más profundo de mi ser. La sensación abrumadora de que los espacios abiertos en una tienda podrían engullirme, el pánico irracional dentro de un carro en movimiento, el engaño de mis propios ojos que me hacían ver el mundo a través de una lente de miedo y distorsión.

Este descubrimiento me enseñó una lección vital: lo que experimentamos en nuestro interior puede alterar drásticamente nuestra percepción de la realidad externa. La ansiedad no solo era el resultado de mi estado emocional sino que también era la causa de mis distorsiones perceptivas.

LA INTERCONEXIÓN DE NUESTRAS EMOCIONES: EL VIAJE HACIA LA SANIDAD

Amiga, te invito a un viaje profundo al corazón de nuestras emociones y percepciones. Este no es simplemente un relato de mis experiencias, sino un espejo en el que puedes reflejarte y encontrar tu camino hacia la luz, incluso cuando las sombras de la vida parecen abrumadoras.

La Naturaleza Interconectada de Nuestras Vidas

Nuestras vidas son como un tapiz intrincado, donde cada hilo está interconectado. Un área, como un matrimonio problemático, puede tener un impacto profundo en otras áreas, incluyendo nuestro trabajo y salud mental. Esta interconexión puede parecer un laberinto complejo, pero también es la clave para entender y abordar nuestros desafíos más profundos.

Enfrentando Nuestros Desafíos

Reconocer y enfrentar nuestros problemas, especialmente aquellos relacionados con la salud mental, es un acto de valentía. A menudo, la sociedad nos inculca que mostrar vulnerabilidad es un signo de debilidad. Sin embargo, quiero que sepas que es todo lo contrario. Admitir que necesitamos ayuda y buscarla es uno de los pasos más fuertes y valientes que podemos dar.

Esto lo vemos claramente en la **Historia del rey David**. A lo largo de los Salmos, David expresa abiertamente sus luchas emocionales y psicológicas, mostrando una notable valentía al reconocer su dolor y su necesidad de ayuda, tanto divina como humana. En uno de sus salmos él dice:

"Claman los justos, y Jehová oye, Y los libra de todas sus angustias. Cercano está Jehová a los quebrantados de corazón; Y salva a los contritos de espíritu."
Salmo 34:17-18

Aquí se muestra que Dios responde a aquellos que reconocen su dolor y buscan su ayuda, lo que implica valentía y humildad en admitir la propia fragilidad. Por dos años consecutivos, en nuestra *Comunidad Mujer Valiosa* hemos utilizado los Salmos como la base de nuestras oraciones ya que en ellos encontramos una manera de reconocer nuestro propio dolor y luchas pero también encontramos las palabras fieles de las promesas de Dios quien escucha nuestras plegarias.

EL PRIMER PASO: RECONOCIMIENTO

El primer paso hacia la sanidad es reconocer que hay un problema. Esto no significa rendirse ante él, sino tomar las riendas para superarlo.

1 Pedro 5:7 dice: *"Echando toda vuestra ansiedad sobre él, porque él tiene cuidado de vosotros."* Este versículo nos anima a los creyentes a ser valientes al admitir las preocupaciones y ansiedades, confiándolas a Dios. Comprender lo que estamos experimentando nos coloca en una posición más fuerte para buscar ayuda y transformar nuestra situación.

MI HISTORIA: UN FARO DE ESPERANZA

A través de mi historia, te mostraré más adelante cómo enfrenté mis propios desafíos. Cómo mi lucha en el matrimonio se derramó en mi vida profesional y personal, y cómo tomar la decisión de buscar ayuda fue el primer paso hacia mi transformación. Y no estoy sola en esta prueba, La historia de Elías en 1 Reyes 19 nos muestra al gigante de la fe, a Elías, como después de un período de intensa actividad y estrés, experimenta un colapso emocional. Si leemos su historia, notaremos como a su vez Dios no sólo le proporciona alimento y descanso físico, sino también consuelo espiritual, mostrando la importancia de tomar un tiempo apropiado para cuidar la salud mental y emocional.

Buscando Ayuda y Transformando la Situación

La transformación no ocurre de la noche a la mañana. Es un viaje que requiere tiempo, paciencia y, a menudo, ayuda profesional. Te compartiré las estrategias y pasos prácticos que utilicé para realinear mi vida con mis valores y encontrar un equilibrio saludable entre mi vida personal y profesional. La biblia dice en Proverbios 11:14: "Donde no hay dirección sabia, caerá el pueblo; Pero en la multitud de consejeros hay seguridad." Este versículo enfatiza la importancia de buscar consejo y ayuda, lo cual es un acto de humildad y fortaleza. Es por esto que entendemos que la sanidad no es un destino, sino un viaje donde la mente es el vehículo. Con cada paso que das hacia adelante, te acercas más a una vida donde el éxito se mide no solo por logros externos, sino por la paz y alegría internas.

ERES MÁS FUERTE DE LO QUE PIENSAS

Llénate de fe y esperanza. Tus batallas son tuyas, pero

no tienes que lucharlas sola. Recuerda, reconocer tus cadenas es el primer paso para romperlas. Estás en un viaje hacia una vida donde serás no solo sana y próspera, sino también verdaderamente libre.

Ahora me gustaría llevarte a través del proceso de autoexploración que seguí tras mi revelación frente a la televisión. Verás, identificar mi lucha con la agorafobia no fue solo un momento de claridad sino también el comienzo de un viaje de autodescubrimiento y transformación. Voy a compartir cómo empecé a rastrear los hilos invisibles que conectaban mi angustia emocional con mi percepción distorsionada del mundo. Desenredaremos juntas las complejas capas de nuestras emociones, pensamientos y comportamientos para entender cómo se entrelazan y afectan nuestra realidad diaria.

Es importante entender que nuestras batallas mentales y emocionales no definen quiénes somos, sino que son meros capítulos en la historia más amplia de nuestras vidas.

EJERCICIOS PARA CADA ETAPA

Aquí te dejo unos ejercicios para cada etapa en este viaje y aplicar estos principios a tu vida. Juntas, crearemos un espacio seguro para aceptar nuestras luchas, aprender de ellas y, finalmente, crecer más allá de ellas.

1. **Reconocimiento**

La necesidad de aceptar que algo no está bien, que nuestras emociones pueden tener un impacto profundo en nuestra vida y que está bien buscar ayuda. La biblia dice en Santiago 5:16 "Confesaos vuestras ofensas unos a otros, y orad unos por otros, para que seáis sanados. La oración eficaz del justo puede mucho." Este versículo subraya la importancia de la confesión y la búsqueda de apoyo en la comunidad, lo que puede ser visto como un acto de valentía y un paso hacia la sanidad. Esto requiere autoevaluación. Tómate un momento para reflexionar sobre las áreas de tu vida que te causan estrés o insatisfacción. ¿Es tu carrera, tu relación, tu salud mental o emocional? Reconoce que enfrentar problemas no es un signo de debilidad, sino un acto de valentía. Aceptar que hay un problema es el primer paso para superarlo.

2. Busca entendimiento y Soporte

Informarse y educarse sobre nuestras condiciones no es solo liberador sino también esencial para el proceso de sanidad interna. No tengas miedo de buscar ayuda profesional, como terapia o asesoramiento, especialmente para problemas de salud mental. Rodéate de personas que te apoyen y entiendan tu proceso. Amigos, familiares o grupos de apoyo pueden ser vitales.

Es importante encontrar una comunidad o un grupo de apoyo que comprenda por lo que estás pasando. La soledad y el aislamiento pueden ser nuestros peores enemigos, pero en compañía, la carga se aligera. En Eclesiastés 4:9-12 leemos: "Mejores son dos que uno; porque tienen mejor paga de su trabajo. Porque si cayeren, el uno levantará a su compañero; pero ¡ay del solo! que cuando cayere, no habrá segundo que lo levante. También si dos durmieren juntos, se calentarán mutuamente; pero ¿cómo se calentará uno solo? Y si alguno prevaleciere contra uno, dos le resistirán; y cordón de tres dobleces no se rompe pronto."

Este pasaje subraya la importancia del apoyo mutuo y cómo la presencia de otros puede proporcionar fuerza y consuelo.

3. Introspección

La importancia de comenzar un viaje hacia dentro para identificar las causas subyacentes de nuestros problemas. Esto podría involucrar la terapia, la escritura, o cualquier forma de autoexpresión que permita un diálogo interno honesto. Mantén un diario donde registres tus pensamientos, emociones y progresos. Esto te ayudará a ver cuánto has crecido y superado. Incorpora prácticas como la meditación de la palabra de Dios especialmente los Salmos escritos por el Rey David para mejorar tu autoconocimiento y manejar el estrés y la ansiedad.

4. Acción

Los pasos prácticos para empezar a sanar. Puedes elegir terapias convencionales hasta métodos alternativos, más adelante te doy una lista de pasos prácticos y concretos que tomé y cómo puedes adaptarlas a tu propia vida. **Establece Objetivos de Bienestar.** Define lo que significa la felicidad y la sanidad para ti y establece metas claras para alcanzarla. Esto involucra el **cambio de algunas de tus rutinas**. Modifica tu rutina diaria para incluir actividades que nutran tu bienestar emocional y espiritual.

5. Renovación

Cambiar nuestra percepción puede llevar a una renovación de nuestro espíritu y vida. La herramienta más poderosa para cambiar la percepción de las cosas es la gratitud. Asegúrate de agregar prácticas de gratitud a tu día. Dedica tiempo cada día para orar o reflexionar sobre lo que estás agradecido. La Biblia dice en1 Tesalonicenses 5:18: *"Dad gracias en todo, porque esta es la voluntad de Dios para con vosotros en Cristo Jesús."* Este versículo enseña la importancia de ser agradecidos en todas las situaciones, lo que incluye apreciar cada paso y logro, no importa cuán pequeño sea.

La gratitud puede cambiar tu perspectiva y mejorar tu bienestar emocional. Es posible reinventarte a ti misma y a tu relación con el mundo de manera positiva cuando miras atrás con un corazón dispuesto a encontrar algo por lo cual dar gracias a Dios. La gratitud expande tu visión ya que te muestra tus valores más profundos, lo que agradeces vale más para ti, esto te lleva a vivir con claridad y paz.

Con lo que vas aprendiendo puedes comenzar a crear un plan de acción detallado, con pasos pequeños y manejables, que te lleven a alcanzar tus objetivos de bienestar. Regularmente revisa tu progreso y haz los ajustes necesarios. La vida es un proceso de aprendizaje continuo. No puedo cerrar este capítulo sin mencionar la importancia de la Celebración de los Logros: Celebra cada pequeño logro en tu camino hacia el bienestar.

Filipenses 4:4 dice: *"Regocijaos en el Señor siempre. Otra vez digo: ¡Regocijaos!"* Este versículo no solo llama a la alegría en Dios, es también un llamado a celebrar y encontrar gozo en todas las circunstancias, incluyendo los pequeños logros en nuestro camino.

Amiga, espero que te sientas inspirada y fortalecida para tomar las riendas de tu vida, alineándola con tus valores fundamentales y viviendo con la paz y claridad que mereces. Tu viaje hacia la sanidad y la felicidad genuina comienza con reconocer y aceptar tus desafíos, y continúa con cada paso que das hacia tu verdadero yo.

Reconoce el poder de Dios en tu vida y di con el salmista: *"Grandes cosas ha hecho Jehová con nosotros; Estaremos alegres."* Salmo 126:3

CAPÍTULO 5
El Despertar: Mi Viaje de Autodescubrimiento

Mientras las lágrimas rodaban por mi rostro frente al resplandor azulado de la pantalla del televisor, sentí una extraña mezcla de alivio y temor. Alivio, porque finalmente había un nombre para el tormento que había estado viviendo; temor, porque reconocerlo significaba que tenía que enfrentarlo. Esta revelación en una noche de insomnio me llevó a tomar una de las decisiones más significativas de mi vida: la decisión de tomar acción. A menudo pensamos que el cambio debe ser grandioso y revolucionario, pero mi experiencia me enseñó que incluso la acción más pequeña, como marcar un número telefónico para pedir ayuda, puede ser un acto radical de autoafirmación. El paquete de cintas de audios que llegó a la puerta de mi casa fue el principio tangible de mi transformación.

Los *cassettes* contenían meditaciones y ejercicios diseñados para entrenar la mente y relajar el cuerpo. Cada clic del reproductor era un paso hacia la reconexión conmigo misma, un proceso que no fue sin dificultad. Reconocer que los cambios necesarios eran mi responsabilidad fue una carga pesada al principio. Sin embargo, a medida que practicaba, cada respiración profunda se convertía en un símbolo de esperanza y cada relajación muscular, un acto de rebelión contra el estrés que me aprisionaba.

ESTA ES UNA LISTA DE ESTRATEGIAS ESPECÍFICAS QUE UTILICÉ PARA RECONSTRUIR MI SALUD MENTAL:

1. La Práctica de la Atención Plena

Una herramienta crucial en mi camino hacia el bienestar que me ayudo a no perder el enfoque y darle importancia a mi día a día.

2. Los Ejercicios de Relajación Muscular

Desempeñaron un papel importante en la disminución de mi ansiedad y aprendí a aplicarlos en momentos de tensión.

3. El Autodiagnóstico y sus Peligros y Beneficios

El autodiagnóstico puede ser un arma de doble filo, proporcionando claridad pero también creando ansiedad, y para mi fue importante buscar confirmación y orientación profesional.

4. La Decisión de Cambiar

Llego el momento que comprendí que el cambio dependía de mis elecciones y acciones diarias.

5. El Poder de la Acción Pequeña

Incluso las acciones más insignificantes pueden tener un impacto profundo y duradero en nuestras vidas.

Mi objetivo es que te sientas equipada con el conocimiento de que la ayuda que buscas a menudo ya está a tu alcance y que el primer paso hacia la recuperación es reconocer que tú tienes el poder de iniciar el cambio. Este viaje no promete ser fácil, pero te aseguro, basada en mi propia experiencia, que será una de las travesías más valiosas y enriquecedoras que emprenderás.

Con cada elección consciente, cada pensamiento redirigido y cada patrón de comportamiento reajustado, te estarás acercando a una versión de ti misma más sana, más fuerte y verdaderamente próspera.

MIREMOS CADA UNA DE ESTAS HERRAMIENTAS

1. La Práctica de la Atención Plena

Este no era un concepto con el que estuviera familiarizada, pero las cintas de audio que compré de la psicóloga que vi en el anuncio de la televisión, me guiaron a través de él como un niño aprendiendo a caminar. Se centraba en estar plenamente presente en el momento, aceptando cada experiencia sin juzgarla. A medida que practicaba, me di cuenta de que gran parte de mi ansiedad provenía de vivir en el pasado o en temor al futuro. La atención plena me enseñó a anclarme en el ahora, un refugio seguro de la tormenta de preocupaciones que solía inundar mi mente.

2. Los Ejercicios de Relajación Muscular

Estos ejercicios se convirtieron en mi salvavidas. Empecé dedicando unos pocos minutos cada día a tensar y luego relajar conscientemente cada grupo de músculos, comenzando por los pies y subiendo hasta el cuello y la cabeza. Este método no solo alivió la tensión física, sino que también me proporcionó una valiosa introspección sobre cómo el estrés afectaba mi cuerpo. Con el tiempo, pude identificar y abordar la tensión antes de que se convirtiera en ansiedad.

3. El Autodiagnóstico y sus Peligros y Beneficios

En mi búsqueda por comprender lo que me sucedía, me topé con este término llamado la agorafobia, un trastorno que se caracteriza por un miedo intenso y evitación de lugares o situaciones donde escapar puede ser difícil o donde la ayuda no estaría disponible en caso de tener un ataque de pánico. Descubrir este término por mi cuenta en ese programa de televisión fue esclarecedor, pues me ayudó a poner nombre a mis miedos y ansiedades. Sin embargo, también me hizo caer en la trampa de la autoetiquetación, lo cual puede llevar a una comprensión limitada o incorrecta de lo que realmente estaba experimentando. Aprendí que, si bien el autodiagnóstico puede ser un punto de partida útil para entender ciertos comportamientos y emociones, es crucial buscar la validación y el tratamiento de profesionales de la salud mental. Esta búsqueda me llevó a terapeutas y médicos que no solo validaron mis experiencias sino que también me apoyaron en la creación de un plan de tratamiento integral, ayudándome a enfrentar y superar la agorafobia con estrategias, medicina y apoyo especializado.

4. La Decisión de Cambiar

El cambio comenzó con la decisión de hacer de mi salud una prioridad, lo que implicó establecer límites en el trabajo y en mi vida personal. Tuve que aprender a decir "no" a las demandas que exacerbaban mi estrés y "sí" a las prácticas que nutrían mi bienestar. Esta decisión no fue un acto de egoísmo, sino de necesidad, para recuperar el control de mi vida.

5. El Poder de una Acción Pequeña

Nunca subestimes el poder de las pequeñas acciones. Cada paso que tomé, desde apagar el televisor hasta respirar profundamente en un momento de pánico, se sumó a un gran cambio. Fue una acumulación de pequeñas victorias, como la primera vez que me di cuenta de que podía viajar en automóvil sin ansiedad, lo que me demostró que el cambio es posible.

Recuerda que cada uno de nosotros tiene la capacidad de iniciar el cambio. No importa cuán pequeño parezca el paso, es el comienzo de tu camino hacia una vida más plena y serena. Al integrar estas prácticas en tu vida, puedes comenzar a liberarte de las cadenas de la ansiedad y dar los primeros pasos hacia una vida de auténtica salud y prosperidad.

EL DESPERTAR DE LA AUTORRESPONSABILIDAD

El reconocimiento de mi poder personal fue como abrir las ventanas en una habitación cerrada durante demasiado tiempo; el aire fresco revivió mi espíritu cansado y disipó las sombras de la desesperanza. Comprendí que la esperanza de cambio no era simplemente una chispa divina que debía esperar pasivamente, sino una llama que yo misma debía avivar y mantener. Era mi responsabilidad y privilegio cuidar esa llama, proporcionándole el combustible de mis acciones, decisiones y actitudes. Este despertar me hizo darme cuenta de que tenía un rol activo en mi propio proceso de sanación y crecimiento. Ya no era una espectadora en mi vida, sino una participante activa y consciente, capaz de influir en el rumbo de mi historia. Al asumir esta autorresponsabilidad, empecé a tomar decisiones más deliberadas y orientadas hacia mi bienestar y desarrollo personal. Empecé a establecer límites saludables, a invertir en actividades que nutrían mi alma y a distanciarme de patrones de pensamiento y relaciones que me drenaban.

Este acto de abrir las ventanas y dejar entrar el aire fresco fue, en esencia, un acto de liberación. Liberación de viejos patrones de pensamiento, liberación de la pasividad y la complacencia, y, lo más importante, la liberación de la idea de que yo era una víctima de mis circunstancias. Al abrazar mi poder personal y responsabilidad, me di cuenta de que tenía la capacidad de escribir un nuevo capítulo en mi vida, uno lleno de posibilidades, crecimiento y una renovada sensación de propósito.

El Poder de la Elección

Cada día nos enfrentamos a una serie de elecciones. En mi caso, la decisión de cambiar de rumbo fue profunda y personal. No se trataba solamente de renunciar a malos hábitos o a las cosas que la sociedad etiqueta como 'pecados'. Era una cuestión de redefinir mi vida en mis propios términos, alineando mis acciones con mis valores más sagrados y mis deseos más profundos.

El Rumbo Deseado

Determinar el rumbo que quería que tomara mi vida implicaba una introspección sincera. ¿Qué es lo que realmente deseaba? ¿Qué significaba para mí 'servir al Señor'? ¿Cómo podría fusionar mis aspiraciones profesionales con mi espiritualidad? La respuesta estaba en el servicio, en la contribución, en el alinear mi vocación con mi fe.

La Sinfonía de Recursos

Dios, en su providencia, no me dejó caminar sola. Me rodeó de líderes, consejeros y herramientas que me ayudaron a orquestar el cambio. Los cassettes, con sus meditaciones y enseñanzas, se convirtieron en la banda sonora de mi transformación, mientras que los psicólogos y consejeros me ofrecieron un espejo para verme claramente. Pero sobre todo, fue la Palabra de Dios la que me guió, proporcionándome sabiduría y fortaleza para cada paso que daba.

ANTES Y DESPUÉS DE LA SANIDAD DE LA AGORAFOBIA

Para que comprendas la magnitud de mi transformación y el milagro de sanidad que Dios en mi vida, permíteme llevarte a través del antes y el después de mi lucha con la agorafobia.

El Antes: En las Garras del Miedo

En los días nublados de mi agorafobia, la vida cotidiana se convirtió en un laberinto de temores irracionales. Caminar una cuadra hasta mi trabajo se transformaba en una odisea mental, plagada de ansiedad y dudas. Manejar se convertía en un acto de valentía, temerosa de perderme en la oscuridad que se cernía con la noche. Mis miedos, lejos de ser protectores, se intensificaban hasta el punto de paralizarme, dejándome exhausta ante decisiones tan simples como la elección de la hora para ir al trabajo o el medio de transporte a utilizar. Durante este tiempo, recurrí a la medicina y a la ayuda psicológica para entender y manejar mejor mi alta energía mental, que hasta entonces había sido mal dirigida. Comprendí también que mi trabajo me generaba una ansiedad abrumadora. Me sentía una impostora entre mis colegas ingenieros, temerosa de ser descubierta y perder mi empleo.

El Después: La Libertad de la Sanidad

Pero entonces, la gracia de Dios se manifestó en mi vida, transformando mi existencia de maneras que nunca hubiera imaginado. Sanada de la agorafobia, las puertas se abrieron de par en par. Conseguí un trabajo a 45 minutos de mi hogar, con un mejor salario. Compré una casa en un pueblo cercano, y luego, fui invitada a regresar a mi antiguo empleo, donde mi salario se duplicó.

Con un temor ahora normal, basado en la comprensión de la voluntad de Dios para mi vida, recibí con corazón abierto las bendiciones que antes hubiera dejado pasar. Trabajé como ingeniera de sistemas durante más de 15 años, ascendiendo a puestos de liderazgo, no por mi fuerza o entendimiento, sino por el poder de Dios actuando en mí.

La Fortaleza en la Sanidad

Esta historia habla sobre superar un trastorno emocional, pero también muestra la importancia de aprender a vivir con una nueva comprensión de la fortaleza y el amor de Dios. Mi sanidad fue un testimonio de que, con Dios, todas las cosas son posibles. Él no solo me liberó del temor asfixiante, sino que también me enseñó a caminar en Su gracia, confiando en que Su poder es suficiente en mi debilidad. Así que, sea cual sea tu lucha, recuerda que la mano de Dios está siempre extendida, lista para guiarte desde la oscuridad a la luz, del miedo a la libertad, y de la desesperación a la esperanza. En Él, encontrarás la fortaleza para no solo enfrentar tus miedos sino para triunfar sobre ellos y vivir la vida abundante que Él ha prometido.

Tiempo de Estudio y Reflexión

En el próximo capitulo te relato como decidí dedicar tres años al estudio de la Escritura fue como invertir en una educación universitaria para el alma. No había créditos o diplomas al final, pero la recompensa era mucho más valiosa: claridad, propósito y una relación más profunda con el divino. Las mañanas y las tardes que pasé en reflexión y oración no fueron actos de sacrificio, sino inversiones en mi bienestar eterno.

Mi aprendizaje

Si algo he aprendido en este viaje es que el cambio más significativo comienza dentro. No es suficiente desear una vida diferente; debes tomar decisiones conscientes para hacerla realidad. Y aunque la transformación no ocurre de la noche a la mañana, cada decisión que tomas en dirección a tu verdad y fe es un paso hacia una existencia más auténtica y satisfactoria. Por tanto, te animo querida lectora a tomar la batuta de tu vida y dirigir tu propia sinfonía hacia la realización de tus sueños más anhelados.

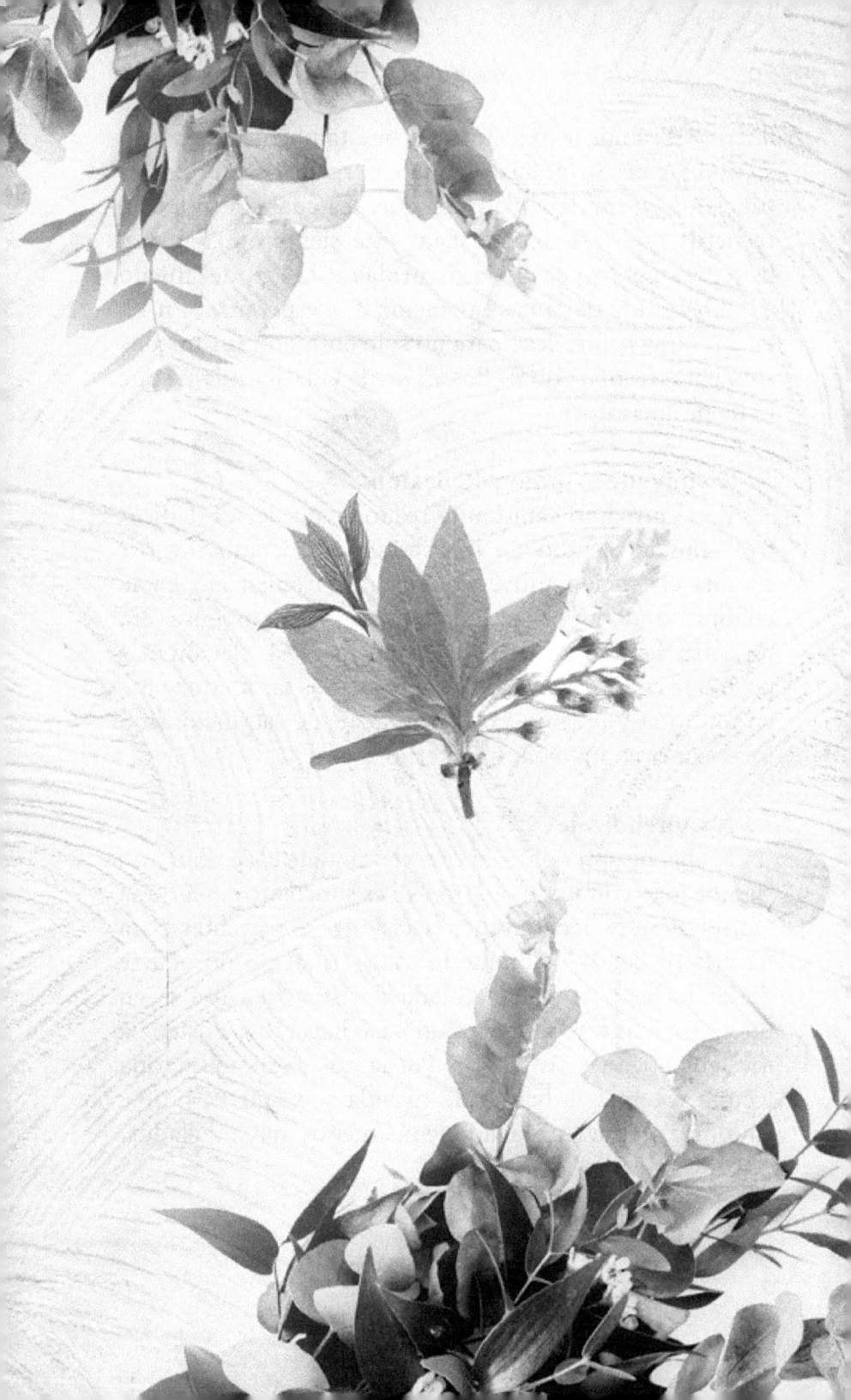

CAPÍTULO 6
La Melodía de Mi Vida

La llegada inesperada de una pastora de mi ciudad natal fue un puente entre mi pasado y mi presente. Aquel reencuentro fue más que una simple visita; fue un recordatorio de que las semillas que plantamos en el camino de la vida pueden florecer en los jardines más inesperados.

Raíces de Creatividad

Desde los versos juveniles de mi poesía hasta las canciones que nacían de mi devoción, mi juventud estuvo marcada por la creatividad y la fe. No siempre me vi como la escritora que soy ahora; empecé dando forma a mis pensamientos y emociones en líneas que rimaban, en melodías que resonaban con la vibración de mi espíritu.

El Escenario de los Sueños

Mis sueños de adoración tomaron vida en escenarios compartidos con ministros reconocidos. Ellos me vieron no solo como la niña de Barranquilla que era, sino como la adoradora que mi corazón anhelaba ser. La música fue mi primera forma de ministerio, una manera de conectar con lo divino y compartir esa conexión con otros.

Ecos de un Pasado Espiritual

La pastora, portadora de memorias, no solo trajo consigo recuerdos, sino también la confirmación de que lo que creamos con el corazón trasciende el tiempo y el espacio. Su capacidad para recordar y cantar las canciones que una vez fluían a través de mí fue un testimonio de su impacto y su gracia divina. Al escucharla entonar esa canción especial que escribí, aquella melodía que había nacido de lo más profundo de mi ser en un momento de búsqueda y conexión espiritual, sentí una oleada de emociones profundas. Ella me reveló cómo esta canción se había convertido en un instrumento de sanidad en su ministerio, tocando las almas de muchas mujeres que buscaban consuelo y fortaleza.

La canción, con sus palabras resonantes, "Cómo no amarte, mi Salvador, cómo no amarte, mi protector. En el vil foso me vi sumergir, más tu brazo fuerte extendiste a mí. Eres la luz que alumbra mi alma, Eres el arca de salvación", era una expresión de mi viaje espiritual, un testimonio de mi encuentro con Dios en momentos de oscuridad. Escucharla de nuevo, en la voz de alguien que la había atesorado y compartido, fue un recordatorio poderoso de cómo las obras creadas en momentos de inspiración divina pueden tener un alcance y un impacto mucho más allá de lo que imaginamos.

Este momento fue una revelación para mí, un claro indicio de que Dios estaba utilizando esa misma canción para obrar en mi vida una vez más. Era como si cada palabra de la canción estuviera impregnada de un poder curativo, recordándome de dónde había venido y la fuerza que había encontrado en mi fe. Este reencuentro con mi propia creación se convirtió en un espejo donde pude ver reflejada mi propia posible transformación, un eco de mi pasado espiritual que resonaba en el presente, llenando mi corazón de gratitud y asombro por las misteriosas y maravillosas formas en que lo divino se entrelaza en nuestra vida cotidiana.

Una Voz Que Permanece

Es cierto, mi voz ya no podía elevarse en canción como antes. El tiempo y la vida habían transformado la expresión de mi arte. Pero su recuerdo, la forma en que esas canciones habían tocado su vida y la de otras, me mostró que mi voz no había sido apagada, sino transformada. La visita de esta pastora amiga fue un recordatorio de que, aunque mi voz había cambiado, mi mensaje y mi impacto seguían vivos. A través de mis escritos, ahora canalizo lo que una vez fluyó en melodía. Este capítulo de mi historia es un testimonio de que el arte que creamos y la fe que vivimos no solo nos definen, sino que también pueden definir a otros en su propio viaje espiritual. Espero mujer que esto te inspire a valorar las diversas formas en que tu puedes expresarte y tocar la vida de los demás, incluso cuando pienses que tu "voz" se ha perdido. En cada estrofa escrita y en cada acción de nuestro ministerio, hay una melodía que espera ser escuchada, una melodía que, a su manera única, permanece inmortal.

La Llama que Nunca se Extingue

La vida a menudo nos sorprende con momentos de revelación, cuando las cortinas que ocultan la verdad se abren y nos invitan a mirar más allá de lo que vemos en la superficie del momento. Aquella visita de la pastora Ana María se transformó en una puerta abierta a una dimensión de entendimiento y sanidad. Comencé a recordar los versos de poemas que escribía en aquella época, este es uno de ellos:

Como el altar que Israel a Jehová erigió,
Donde el fuego celestial nunca cesó,
Y la ofrenda perpetua siempre estaba,
Que así mi vida ante Ti se presente,
Un altar donde la llama perdure,
Y tu ofrenda sagrada habite.
Ofrenda de amor y sacrificio deseo brindarte,
Renovada con cada alba, ascendiendo a Ti,
Aroma grato y sublime;
En obras justas deseo laborar,
Aprendiendo de Ti, mi sustento y guía.
A ti solo me entrego,
En ofrenda de amor y fe.
Ofrezco toda mi existencia,
A tus divinos propósitos servir.

El Silencio de un Grito Interior

Mis conflictos matrimoniales habían logrado silenciar la voz que una vez proclamaba esperanza y alegría. La desolación se cernía sobre mí, oscureciendo la luz que alguna vez brilló con tanto ímpetu. "¿Qué ha sucedido aquí, Señor?", pregunté en la quietud de mi desesperación, buscando respuestas que parecían evadirme.

Una Ministración de Renovación

Pero en la calma de esa misma desesperación, Ana María se convirtió en el instrumento de Dios, ofreciéndome una ministración que sería el inicio de una transformación. Oramos juntas, y en la sacralidad de ese momento, supe que estaba a punto de embarcarme en un viaje de restauración espiritual.

Escuchar en el Silencio

"Cierra tus ojos y escucha", me instó. En la quietud, cada latido de mi corazón resonaba como el golpe de un tambor, marcando el comienzo de una nueva canción. Fue una invitación a soltar el control y permitir que la voz divina me guiara hacia la luz que pensé perdida.

Un Mensaje Divino

Las palabras de Ana María fueron un bálsamo para mi alma quebrantada: "El Señor te va a pedir algo, y cuando le digas que sí, Él va a conceder el deseo de tu corazón". Su seguridad en la promesa divina fue la mecha que encendió de nuevo la llama de esperanza dentro de mí.

La Asignación Celestial

Ese día, Dios no solo me habló a través de la pastora sino que me confió una asignación, una misión que iría más allá de las paredes de un hogar o una iglesia. Con cada palabra, sentí cómo la fuerza que creía extinta comenzaba a arder con nuevo vigor dentro de mí. Mi poema estaba siendo renovado con ello mi deseo:

Que mi voz siempre entone
Cánticos nuevos en tu honor;
Y mi alma exalte, por siempre,
Tu misericordia y tu inmenso amor.

Una Invitación a Renovarse

Querida lectora, tal vez tú también te encuentras en un momento de silencio, preguntándote qué pasó con la melodía de tu vida. Te animo a cerrar tus ojos y permitir que Dios te hable, a encontrar en tu corazón esa asignación que Él tiene para ti. Porque incluso cuando sientes que tu voz se ha apagado, dentro de ti hay una chispa divina esperando ser avivada por la palabra y el amor de Dios. Que mi historia sea un testimonio de que la llama de nuestro ser nunca se extingue completamente; solo necesita el aliento correcto para volver a brillar. Dios conoce el deseo de tu corazón y espera pacientemente que digas "sí" a la obra que Él ha preparado para ti.

La Ofrenda del Tiempo

Cuando Ana María me instó a cerrar los ojos, no esperaba recibir un mensaje tan simple y, a la vez, tan profundo. "Dame tus mañanas y tardes." Estas palabras resonaron en mi ser como un llamado a la redención, un llamado a darle a Dios lo único verdaderamente mío: mi tiempo.

El Peso de los Problemas

Nos consumimos en los problemas, otorgándoles el poder de definir nuestras jornadas, permitiendo que nuestras preocupaciones sean los arquitectos de nuestras vidas. Me di cuenta de que había estado alimentando mis angustias con la energía de mi alma, dedicando cada precioso segundo de mi tiempo a rumiar en lo que estaba mal en lugar de buscar lo que podía ser transformado.

Una Nueva Medida de Tiempo

La propuesta divina fue una invitación a cambiar la métrica de mi tiempo. Las mañanas y las tardes, metafóricamente y literalmente, representaban la totalidad de mis días. Dios no quería solo unas horas marcadas en el reloj; Él anhelaba cada momento de conciencia, cada latido de mi corazón.

La Liberación del Juicio

Mi ansiedad, descubrí, provenía de una constante evaluación y juicio sobre mi realidad. Dios me mostraba que era tiempo de liberar ese juicio, de soltar el agotador peso de intentar controlar lo incontrolable y, en su lugar, enfocar esa energía en una fe restauradora.

La Simplicidad de la Fe

La petición de Dios era ajena a cualquier complicación ritualista; no requería de actos de penitencia ni sacrificios financieros. Era un llamado al retorno de la esencia de mi fe: un compromiso del corazón, un diálogo continuo con el Creador, una devoción en las pequeñas acciones diarias.

El Verdadero Cultivo del Espíritu

Dedicar mis mañanas y tardes a Dios significaba iniciar cada día en su presencia, invocando su sabiduría para discernir, su paz para aceptar y su amor para actuar. Significaba concluir cada día con gratitud, reconociendo su mano en cada detalle, incluso en medio de las tormentas.

Querida lectora, hoy te invito a considerar qué estás ofreciendo en tu altar personal. ¿Están tus preocupaciones consumiendo todos tus momentos, o estás dispuesta a aceptar la invitación divina y dedicarle a Dios tus mañanas y tardes?

Al aceptar este llamado, no solo encontrarás alivio para tu alma sino que también descubrirás el poder transformador de una vida vivida en constante comunión con lo sagrado. Emprenderás un viaje donde cada día es un acto de fe y cada noche un testimonio de esperanza. Este es el camino hacia una vida no solo sana y próspera, sino plena y bendecida.

CAPÍTULO 7
El Valor de La Petición

La Entrega Total
Al ofrecer mis mañanas y mis tardes, estaba haciendo más que un simple gesto de devoción; estaba depositando mi existencia completa en las manos de Dios. "Son tuyas, Señor," dije, y con esas palabras, una ola de fe y confianza me inundó. Era como si, por fin, estuviera permitiendo que mi alma respirara libremente, confiada en que mis súplicas no solo eran escuchadas sino acogidas.

La Oración Auténtica
Mi oración fue sencilla y profunda: "Señor, haz que mi esposo me ame." A pesar de su aparente simplicidad, esta petición venía cargada de vulnerabilidad y deseo genuino. A veces nos resistimos a expresar nuestras peticiones más profundas por temor o vergüenza, pero en ese momento de sinceridad, comprendí que la verdadera oración nace de la honestidad del corazón.

La Lucha con la Dignidad
¿Es apropiado pedir algo tan personal a Dios? Me debatía con la idea de que mi dignidad podía verse comprometida al admitir mi necesidad de amor y aceptación. Pero, ¿qué es más digno delante de Dios que un corazón abierto y sincero?

El Milagro del Amor

Preguntarse si uno es digno de amor es cuestionar la esencia misma de Dios, que es amor. ¿Cómo no iba a ser digna de amor si Él mismo es la fuente? Mi petición no solo buscaba la respuesta a una necesidad personal, sino que también era un reflejo de la búsqueda humana por el amor y la conexión.

La Transformación a Través de la Oración

Dios nunca nos pide que nos acerquemos a Él solo con peticiones perfectamente formuladas o deseos nobles y elevados. En Mateo 11:28 leemos: "Venid a mí, todos los que estáis trabajados y cargados, y yo os haré descansar." Jesús invita a todos, independientemente de su estado o condición, a acercarse a Él con sus cargas y preocupaciones. Él nos invita a llegar con todo lo que somos, con nuestras inseguridades y anhelos más íntimos. Mi oración se convirtió en un puente hacia la transformación, no solo esperando un cambio en mi esposo, sino también en mí.

El Despertar de una Decisión

Te invito, querida lectora, a despojarte de las inseguridades que te impiden expresar tus verdaderas peticiones. Dios no espera que llegues ante Él con una fe inquebrantable o una vida impecable. Él espera que llegues tal como eres, con tus deseos, temores y esperanzas. Al hacerlo, abrirás las puertas a la posibilidad de milagros, al amor incondicional y a una sanidad que trasciende lo que creías posible. Aquí radica la clave de una vida no solo sana y próspera, sino también amada y valorada. Hoy tenemos grupos de oración en línea donde nos encontramos juntas a estudiar y orar puedes unirte en: **OrandoJuntas.com** allí también puedes adquirir el libro *"Pídeme"* es nuestro libro de estudio y *journal* de nuestro tiempo de oración.

El Camino de la Transformación

Es increíble el viaje de aprendizaje en el que me embarqué cuando empecé a dedicar mis mañanas y tardes al Señor. Esos tres años de introspección y descubrimiento, en los cuales mi vida laboral como ingeniera quedó en pausa, se convirtieron en un valioso tesoro de sabiduría y crecimiento personal.

El Trabajo que Consumía

Recordarás que mencioné un trabajo que absorbía todo de mí, uno que parecía exigir cada gota de mi energía y tiempo. Sí, era un empleo envidiable en muchos aspectos, pero llegó un punto en que las circunstancias me llevaron a cuestionar su valor en mi vida. No entraré en detalles ahora; cada historia tiene su momento para ser contada, y estoy segura de que llegará el día en que compartiré esa parte de mi camino contigo.

La Decisión de Cambiar

Tomar la decisión de dejar ese empleo fue un acto de fe enorme. Fue un paso hacia lo desconocido, guiado por la convicción de que había algo más, algo mejor esperándome. En este capítulo, quiero explorar contigo cómo enfrentar y manejar esas decisiones críticas que pueden cambiar el curso de tu vida.

Los Años de Preparación

Dedicar tres años exclusivamente a escuchar y aprender del Señor no fue una decisión trivial. En ese entonces, era más fácil conseguir múltiples ofertas de trabajo que quedarse sin empleo en mi campo. Sin embargo, ese tiempo no fue un período de inactividad, sino uno de profunda preparación y alineación con el propósito divino para mi vida.

La Promesa de la Obediencia

Al aceptar el llamado de Dios y seguir sus instrucciones,

comencé a entender la promesa implícita en "Dame tu mañana y tus tardes." No era solo una invitación a pasar tiempo en su presencia; era una convocatoria a recibir dirección, provisión y, sobre todo, transformación.

El Inicio de un Nuevo Camino

Querida lectora, esta es mi invitación a confiar en la sabiduría que se esconde detrás de las decisiones difíciles. Es un testimonio de que, al entregar nuestras cargas y dedicar nuestro tiempo a Dios, podemos hallar claridad y propósito. No temamos tomar esos pasos cruciales que nos conducen hacia un camino de sanidad y prosperidad. Y recuerda, aunque el proceso pueda parecer solitario y la visión inicialmente borrosa, no estás sola en este viaje; estás en la compañía constante del Creador, que te guiará hacia la plenitud y el éxito verdadero.

Sembrando Disciplinas, Cosechando Esperanza

Con la certeza de que Dios estaba obrando en mi vida, mi confianza en Él se fortaleció inmensamente. Amiga, a partir de aquel momento decisivo, emprendí el camino del ministerio desde cero, sin respaldo financiero, pero con una fe inquebrantable en que el Señor proveería. Este acto de fe no solo abarcó el inicio de mi ministerio sino que también extendió su manto sobre el proceso de adopción de mis hijos y cada uno de los emprendimientos que Él tenía reservados para mí. Con cada paso de obediencia, veía cómo mi vida comenzaba a transformarse.

La Importancia de las Disciplinas

Ahora, quiero compartir contigo algo esencial: la práctica de las disciplinas. ¿Por qué son tan importantes? Porque las disciplinas que adoptamos, tanto mentales como espirituales, actúan como el suelo fértil en el que se siembran las semillas de nuestro futuro. Son el entramado que sostiene nuestras vidas cuando las tempestades llegan y el refugio que nos devuelve al camino cuando nos hemos perdido.

Disciplinas Mentales: La Renovación del Pensamiento

Para empezar, las disciplinas mentales. Estas son prácticas que nos ayudan a renovar nuestra mente diariamente. Como dice la Escritura, debemos transformarnos mediante la renovación de nuestro entendimiento. Esto significa adoptar un diálogo interno constructivo, lleno de verdad, bondad y esperanza. En lugar de dejarnos llevar por la corriente de pensamientos negativos o destructivos, elegimos deliberadamente enfocarnos en lo positivo, en lo que edifica.

Disciplinas Espirituales: La Conexión con lo Divino

Por otro lado, están las disciplinas espirituales. Estas son las prácticas que nos conectan con lo Divino, que nos permiten escuchar a Dios y seguir sus designios. La oración, la meditación en la Palabra, el ayuno, y la adoración son ejemplos de esto. Al comprometernos con estas disciplinas, abrimos nuestros corazones para recibir la guía y la sabiduría que solo Dios puede proporcionar.

Un Ejemplo Práctico

Permíteme darte un ejemplo práctico de como apliqué algunas de estas disciplinas en mi vida mostrándote un antes y un después.

El Antes: El Peso de los Problemas

Al comienzo de esa etapa de mi vida, me encontraba atrapada bajo el peso de mis propios problemas. Estaba consumida por preocupaciones y angustias que, día tras día, se convertían en los arquitectos de mi existencia. Mi tiempo, mi energía, mi alma, todos estaban enfocados en lo que estaba mal, en lugar de buscar transformaciones y soluciones.

Como sombras, estos problemas oscurecían mi visión y mi esperanza, impidiéndome ver más allá de ellos.

La Intervención Divina

Fue en ese momento de profunda desesperación cuando escuché el llamado de Dios a entregarle mis mañanas y mis tardes. Acepté el desafío, empezando cada día leyendo un capítulo de Proverbios, absorbiendo la sabiduría de Salomón. Descubrí que las decisiones en el trabajo, las finanzas, el hogar y en cada proyecto que emprendía eran cruciales para el rumbo de mi vida.

El Después: Transformación a Través de la Palabra

Con el tiempo, la Palabra comenzó a trabajar en mí. Me di cuenta de cómo me menospreciaba a mí misma, cómo mis palabras frente al espejo eran mis propias enemigas. Inspirada por Proverbios, entendí el poder de las palabras y empecé a cambiar mi diálogo interno, tratándome con compasión y amor. Esta transformación no solo afectó mi percepción de mí misma, sino también mi comprensión de mi asignación divina.

Utilicé los principios encontrados en Proverbios para crear una nueva visión para mi vida, una visión alineada con lo que Dios había puesto en mi corazón: ser una mujer que lo conoce y lo sirve, una mujer que escribe para Él y para la gloria de Su nombre. Mi transformación física y espiritual se reflejó en mi música y en mis libros. Las palabras que antes eran para mi autocrítica, ahora formaban parte del poster de promoción de mi nuevo CD y mi libro.

Un Camino de Continuo Aprendizaje

Mi sed de conocer a Dios me llevó a explorar diferentes traducciones de la Biblia, leyéndolas como si fuera la primera vez. En 2010, este deseo fue honrado cuando fui llamada a ser portavoz de una nueva traducción de la Biblia al español, la misma que había estudiado en inglés durante más de un año.

Hoy, en 2023, mi compromiso con la lectura de la palabra, el libro de Proverbios, la oración y la enseñanza de los Salmos se refleja en mi vida como autora de más de 15 libros, todos centrados en temas bíblicos. Esta jornada de muchos años no solo me ha transformado profundamente, sino que también ha sido un testimonio de la gracia de Dios en mi vida.

Celebrando la Guía Divina
Más que celebrar los resultados, celebro la mano de Dios en mi vida, Su compañía, Su voz guiándome y el conocimiento de ese Padre celestial que me ama profundamente. Esta transformación es un testimonio de Su poder, Su misericordia y Su amor incondicional, recordándome cada día que en Él, y solo en Él, encuentro la verdadera fortaleza de mi alma.

Ahora es tu turno amiga, cada mañana, al despertar, dedica un tiempo para declarar sobre tu vida las verdades que Dios dice de ti: que eres amada, valiosa y creada con un propósito. Luego, pasa un tiempo en oración, entregándole tus planes y tus preocupaciones, y abriéndote a escuchar Su voz. Te animo a comenzar a implementar estas disciplinas en tu vida.

No será un cambio de la noche a la mañana, pero con constancia y fe, cosecharás los frutos de la paz, la claridad y la dirección divina. Las disciplinas mentales y espirituales son tus herramientas para cultivar un jardín interno que florecerá, sin importar las estaciones de la vida que estés atravesando. Y recuerda, no estás sola en este proceso. Estás caminando con el Señor, y Él está deseoso de acompañarte en cada paso del camino hacia una vida sana y próspera.

CAPÍTULO 8
La Luz de La Palabra en Nuestro Caminar

La Verdad en las Escrituras

Ahora, amiga, quiero profundizar en una revelación que cambió el curso de mi vida: el poder transformador de los pensamientos positivos y cómo estos se encuentran en la más pura esencia dentro de la Biblia. ¿Por qué afirmo que son los más positivos? Por la simple y poderosa razón de que son Palabra de Dios. Estas palabras no son estáticas; son vivas, eficaces y activas. Eficaces en el sentido de que cumplen con el propósito para el cual fueron enviadas, sin fallar, sin desviarse de su camino, siempre fieles a su labor.

Palabras que Transforman

¿Qué ocurre cuando sumergimos nuestra mente y corazón en estas palabras? Ellas comienzan a hacer su trabajo en nosotros. Cada versículo, cada promesa, cada enseñanza tiene el potencial de cambiar nuestro interior, de transformarnos desde el núcleo de nuestro ser. Son herramientas divinas puestas a nuestra disposición, y cuando las aplicamos, se desata un poder que va más allá de nuestra comprensión.

Un Compromiso Personal

Durante esos tres años en los que decidí ofrecer al Señor mis mañanas y mis tardes, algo extraordinario comenzó a suceder. Me comprometí a vivir cada día en sintonía con Su Palabra, a dejar que cada acción y pensamiento estuvieran guiados por Su sabiduría y amor. Y te ánimo, querida lectora, a que tomes este compromiso también. Escribe en tu corazón, como un pacto sagrado, que le darás al Señor tus mañanas y tus tardes.

Las Mañanas y las Tardes del Alma

Entregarle al Señor tus mañanas significa iniciar cada día con Él, permitiendo que su luz sea la primera que ilumine tus pensamientos y planes. Entregarle tus tardes significa cerrar cada jornada reflexionando en Su presencia, evaluando y dando gracias por todo lo vivido, buscando Su paz para descansar.

El Compromiso de las Horas Despiertas

Las palabras de la Biblia son más que letras en un papel; son vida, son espíritu, y tienen el poder de crear realidades. Son la brújula que Dios nos ha dado para navegar en este mundo. Al dedicar tus mañanas y tus tardes al Señor, le estás permitiendo a Él moldear tu vida, guiarte y mostrarte el camino hacia una existencia plena y llena de Su gracia.

Por eso, te exhorto: Haz de este compromiso el inicio de una práctica diaria. Verás cómo poco a poco, al igual que un jardín que se riega y cuida con amor, tu vida empezará a reflejar la belleza y prosperidad que nacen de estar en íntima comunión con el Creador. Que este sea nuestro lema, que cada nuevo amanecer y cada atardecer sean una ofrenda de nuestro tiempo y nuestro ser a quien nos ha dado todo: Dios.

La Esencia del Tiempo Dedicado

Amada hermana en el viaje de la fe, permíteme guiarte en lo que significa realmente ofrecer al Señor nuestras mañanas y nuestras tardes. No es un gesto de renunciar a todo, sino más bien, es un acto de consagración de nuestro tiempo más valioso, las horas en las que estamos más despiertas y vivas, al servicio y a la escucha de Su voz.

Vivir en Su Presencia

¿Qué implica esto para nosotros? Significa que cada instante consciente se convierte en una oportunidad para reconocer que Dios está con nosotros. Es tener la convicción de que en el ajetreo diario, Él camina a nuestro lado, y nuestras actividades se pueden transformar en actos de adoración y en busca de Su voluntad.

Las Palabras que Permanecen

Jesús nos enseñó el camino cuando dijo: "Si permanecen en mí y mis palabras permanecen en ustedes, pidan lo que quieran, y se les dará". Estas palabras no son un cheque en blanco, sino una invitación a una relación profunda y constante con Él. Permanecer en Jesús es habitar en su amor y enseñanzas durante todo el día, reflexionar en sus promesas y dejarnos moldear por ellas.

Una Disciplina de Amor

Dedicar nuestras mañanas y tardes al Señor significa entonces sumergirnos en Su Palabra, buscarle activamente. Memorizar la Escritura no como un ejercicio de memorización, sino como la formación de un corazón que late al ritmo de Su verdad. Repetir Sus palabras hasta que se conviertan en el latido de nuestro corazón y el filtro a través del cual vemos y entendemos el mundo que nos rodea.

El Verdadero Significado de la Entrega

Por lo tanto, querida amiga, al dedicarle al Señor nuestras mañanas y nuestras tardes, estamos poniendo las mejores partes de nosotros mismos en las manos del Único que puede hacer con ellas algo extraordinario. Estamos eligiendo vivir cada día con la conciencia plena de Su presencia, sabiduría y amor. Esta es la pista hacia una vida de plenitud: el conocimiento de que al permanecer en Él, y permitir que Su palabra permanezca en nosotros, estamos construyendo una vida sobre el cimiento más firme que jamás existirá: la eterna y poderosa Palabra de Dios.

Ahora, te animo a tomar un momento de reflexión. Piensa en cómo puedes consagrar tus mejores horas al Creador. Pregunta en la quietud de tu corazón cómo puedes vivir estas palabras y hacer que cada día sea un reflejo de la permanencia en Su amor. Y recuerda, es en esta entrega diaria donde encontrarás la llave a la verdadera prosperidad y salud del alma.

Más Allá de la Religiosidad

Permíteme enfatizar este aspecto crucial de nuestra jornada hacia la plenitud. La invitación a entregar nuestras mañanas y tardes al Señor no es un llamado a la religiosidad vacía o a la observancia ciega de rituales. No, esto es sobre una relación viva, vibrante y personal con el Padre.

Un Encuentro Auténtico

No te pido que incrementes tus visitas a un templo o que te sumerjas en una lectura apresurada de las Sagradas Escrituras, como si fuera un objetivo a cruzar en tu lista de tareas. En lugar de eso, hablo de un encuentro auténtico, de un dialogar continuo con Dios, donde Su Palabra se convierte en el espejo que refleja nuestra vida y nos guía hacia una transformación auténtica.

Las Palabras que Residen en Nosotros

Este camino implica dejar que las palabras de Cristo habiten en nosotros ricamente, como un tesoro escondido que encontramos y reencontramos cada día. No se trata de palabras leídas apresuradamente, sino de aquellas meditadas, digeridas y vividas. Estas palabras deben convertirse en la sustancia de nuestros pensamientos, en lugar de las memorias dolorosas o las emociones efímeras que a menudo nublan nuestro juicio y paz.

Una Transformación Interior

La transformación verdadera surge cuando elegimos reemplazar los pensamientos impulsados por circunstancias pasajeras o heridas antiguas con la verdad inmutable de Dios. Esta elección es el corazón de lo que significa 'permanecer en Jesús': es mantenerse en un estado de constante comunión con Él, dejando que Su amor y Sus palabras nos formen, guíen y consuelen.

Por ejemplo, en esos momentos de inmensa vulnerabilidad, cuando el temor tocaba nuevamente a mi puerta, me aferré a las palabras de 2 Timoteo 1:7: "Porque no nos ha dado Dios el espíritu de temor, sino el de fortaleza, y de amor, y de templanza." Con cada repetición de este verso, me armaba de valor, desafiando la marea de ansiedad con la fuerza de una fe inquebrantable.

Día tras día, me postraba en oración, con un corazón sincero y suplicante: "Señor, gracias porque tengo el Espíritu Santo que me otorga fortaleza, amor y templanza.

Rechazo todo temor porque no viene de tu Espíritu." Cada palabra era un ladrillo en el muro que construía contra el miedo, una afirmación de mi herencia divina y mi identidad en Cristo.

Me sumergí en las escrituras, encontrando consuelo y esperanza en 1 Juan 4:18: "En el amor no hay temor, sino que el perfecto amor echa fuera el temor, porque el temor involucra castigo, y el que teme no es hecho perfecto en el amor." Imploraba al Señor que me enseñara más sobre su amor, ese amor perfecto que tiene el poder de disipar incluso el temor más profundo y asfixiante.

En la promesa y la palabra de Dios, hallé una fortaleza que sostenía mi alma en la espera de su sanidad. A través de esta temporada de aprender disciplina mental, aprendí que la verdadera fortaleza no proviene de nuestra capacidad de resistir, sino de nuestra disposición para confiar, para rendirnos al cuidado amoroso del Padre y sus promesas.

La Permanencia Fructífera
Así que, mi estimada lectora, al ofrecer tus mañanas y tardes al Señor, no te invito a un acto de rigor religioso sino a una danza de amor y compromiso con Aquel que te ama con un amor eterno y transformador. Permítele a Su presencia inundar cada aspecto de tu ser y encontrarás que, más allá de las emociones y las experiencias pasadas, hay una profundidad de vida y un propósito que sólo puede ser revelado en la intimidad con el Divino.

Reflexiona sobre esto:

¿Cómo puedes permitir que las palabras de Cristo sean la luz que disipa las sombras del pasado y las emociones que te han retenido? Es un proceso, un camino diario de elecciones conscientes para permanecer en Su amor. Esta es la verdadera disciplina espiritual, la que trae salud y prosperidad al alma.

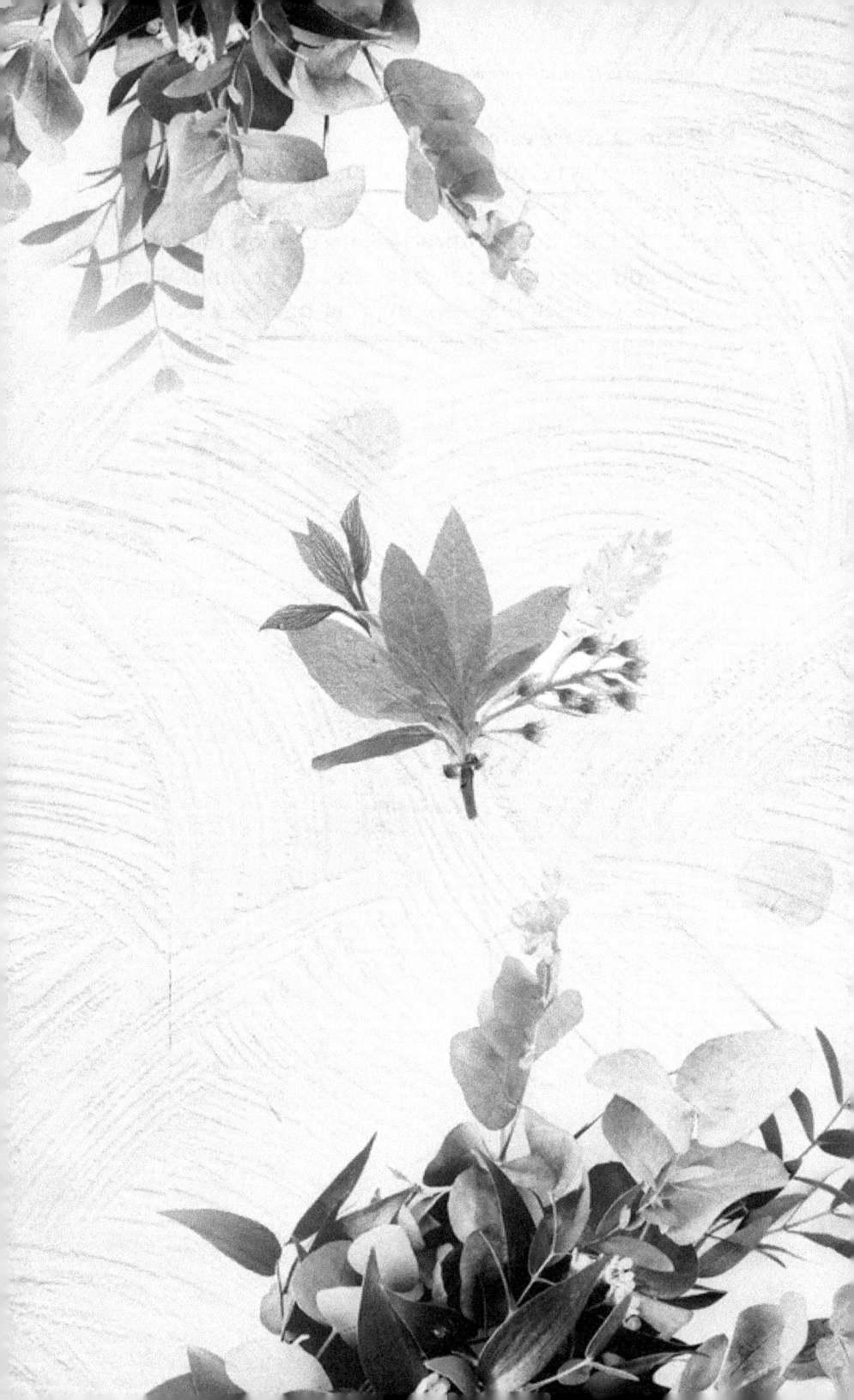

CAPÍTULO 9
Un Camino hacia La Luz

La enseñanza de Jesús en Juan 15 no es meramente una metáfora poética; es una realidad espiritual y práctica que nos invita a anclarnos en Su amor, como el sarmiento se aferra a la vid. Es en esta unión vital donde la verdadera transformación ocurre, donde las cargas del pasado se disipan en la luz de Su verdad.

Frutos de una Vida Entregada

Permanecer en Jesús es abrazar una vida de constante crecimiento espiritual y emocional. La promesa de dar fruto se manifiesta en nuestras acciones, decisiones y en el palpitar de nuestro ser. No es simplemente un resultado externo, sino una transformación interna que se refleja en una vida de coherencia y autenticidad.

Limpieza y Claridad

La limpieza de la que hablamos no es una purificación superficial, sino una claridad de mente y corazón que se logra cuando nuestras peticiones y deseos están alineados con la voluntad divina. Al permanecer en Él, y Él en nosotros, comenzamos a ver con nuevos ojos, a desear con un nuevo corazón, uno que late al unísono con el de Dios.

Oraciones Alineadas con Su Voluntad
Cuando nuestras oraciones emergen desde este lugar de permanencia, son inherentemente poderosas porque no nacen de nuestros caprichos o ansiedades, sino del deseo profundo de vivir y actuar dentro de la voluntad de Dios. Y sí, hay una promesa increíble adjunta a esto: que lo que pidamos en ese estado de comunión y pureza, se nos concederá.

El Poder de la Palabra y la Mente Renovada
Por tanto, te ánimo, mujer sana y próspera, a buscar esa unión constante con Jesús. Permítete ser limpiada por Su palabra, ser renovada por Su espíritu y ser guiada por Su amor. Al permanecer en Él, no sólo encontrarás respuesta a tus oraciones, sino que también experimentarás una renovación de tu ser que te llevará a vivir una vida de frutos abundantes y perdurables.

Reflexiona sobre esto: cada día es una oportunidad para profundizar tu unión con Jesús, para permitir que tu vida refleje Su amor y Su verdad. No es un ejercicio de una sola vez, sino una práctica continua, un compromiso que se renueva cada mañana y cada tarde. Esta es la esencia de una vida sana y próspera, una vida que es una ofrenda viviente, agradable a Dios y bendición para el mundo.

Rellenando las Grietas del Alma

A lo largo de nuestra vida, las experiencias difíciles pueden dejar marcas profundas en nuestra psique, como grietas en un terreno árido. Estas grietas, si no se atienden, pueden convertirse en rutas predeterminadas por donde nuestros pensamientos negativos fluyen automáticamente ante la menor señal de estrés o conflicto. Es aquí donde el poder restaurador de las palabras de la Biblia entra en juego.

La Ciencia de la Transformación Mental

La ciencia nos enseña que nuestro cerebro tiene una capacidad sorprendente conocida como neuroplasticidad, que es la habilidad de formar y reorganizar conexiones sinápticas en respuesta a la experiencia o el aprendizaje. Esta flexibilidad cerebral es la llave que nos permite reescribir esas rutas mentales dañinas, creando nuevos caminos de pensamientos positivos y constructivos.

Disciplinas para una Mente Renovada

El acto de impregnar nuestra mente con las escrituras es una disciplina poderosa. Al meditar en las verdades bíblicas, estamos efectivamente pavimentando nuevos caminos en nuestra mente. Con cada verso que memorizamos, reflexionamos y aplicamos, estamos rellenando las grietas con material resiliente, capaz de soportar las presiones de la vida.

Y cuando enfrentemos esos largos períodos de espera, cuando ansiamos un cambio, una cura, un milagro, nuestras almas pueden sentirse desfallecer, recuerda lo que dice el salmo 119: 45, donde el salmista nos enseña un camino de resistencia: recordar la promesa. "Recuerda la promesa que me hiciste; es mi única esperanza. Tu promesa renueva mis fuerzas; me consuela en todas mis dificultades." Es aquí donde la fe se convierte en una antorcha en la oscuridad, iluminando los rincones ocultos de nuestra desesperación.

Haz de esta declaración tu afirmación Divina en la penumbra del dolor mientras aguardas tu milagro: "Señor, tus promesas renuevan mis fuerzas." Este verso no es una mera colección de palabras poéticas; es una estrategia divina, una llave que abre las puertas de la fortaleza y el consuelo. Al recordar las promesas de Dios en relación con nuestra situación, somos revestidos nuevamente con la armadura de la perseverancia, para enfrentar un día más, una temporada más. Las promesas de Dios son el combustible que alimenta nuestra esperanza.

De Grietas a Jardines

Imagina que cada palabra de fe y esperanza es como una semilla que plantas en las grietas de tu alma. Con el tiempo, y con la nutrición constante de más palabras y verdades divinas, esas semillas germinan y crecen, transformando las grietas en jardines florecientes. Donde antes había desorden y dolor, ahora hay orden, belleza y crecimiento.

El Agua Viva que Sana y Restaura

Mujer sana y próspera, la disciplina de sumergirte en la palabra no es una tarea pasiva; es un acto de jardinería espiritual y mental activa. Te invito a que tomes la palabra viva, la cual es más cortante que cualquier espada de doble filo, y permitas que penetre en los recovecos más profundos de tu ser. Que llenes tus grietas con el amor y la verdad que solo Jesús puede ofrecer, y observes cómo tu interior se transforma, reflejando la paz y la prosperidad que emanan de una mente y un corazón restaurados en Él.

Medita en esto: Cada día es una oportunidad de elegir qué semillas plantarás en tu mente. ¿Seguirás permitiendo que las semillas del miedo y la duda crezcan salvajes, o comenzarás a cultivar intencionadamente las semillas de fe y amor que Dios ha provisto para ti? La elección es tuya, y con cada elección, tu jardín interior se volverá más vibrante y vivo.

La Fuerza Renovadora del Espíritu Santo

Cuando abrimos las Escrituras y permitimos que el Espíritu Santo nos guíe, algo sobrenatural sucede. No estamos simplemente leyendo un texto antiguo; estamos interactuando con palabras sagradas que tienen el poder de dar vida. Como un jardín sediento recibe el riego de agua fresca, así nuestras mentes, cuando están expuestas a estas palabras vivas, comienzan a experimentar una transformación.

El Agua que Rellena Todas las Grietas

Imagina que cada verdad de la Biblia es como una gota de agua que busca su camino hacia las grietas más profundas de tu ser. Esta agua no es ordinaria; es el agua viva que Jesús prometió, la que sacia toda sed y restaura toda sequedad. Cuando dejamos que esta agua fluya sobre nuestras heridas y traumas, comienza el proceso de sanidad no solo para nuestros corazones sino también para nuestras mentes.

Una Mente Preparada para el Propósito Divino

Al abrazar estas palabras de vida, permites que el agua viva llene cada surco mental, lavando las huellas del dolor, del rechazo, de la soledad, y del miedo. Entonces, tu mente se renueva, se limpia y se prepara para el plan y propósito que Dios tiene para ti. No estás destinada a permanecer atrapada en los ciclos de tus traumas pasados; estás destinada a ser libre, a pensar claramente, y a perseguir con audacia los sueños que Él ha sembrado en ti.

Palabras que Curan y Empoderan

La sanidad no es un evento único; es un proceso continuo. Así como el agua debe fluir constantemente para mantener un río lleno de vida, así debes sumergirte regularmente en las palabras que el Espíritu Santo te proporciona para mantener una mente sana y vibrante. Estas palabras son herramientas de poder divino para derribar fortalezas y argumentos, y para empoderarte en tu caminar diario.

La Bandera del Amor Divino

Mujer sana y próspera, eres un canal por donde fluye el agua viva del Espíritu Santo, sanando y renovando no solo tu vida, sino también la de aquellos a tu alrededor. A medida que te llenas de esta agua, permites que el amor, la gracia y la verdad fluyan a través de ti, convirtiéndote en una fuente de vida para otros. Así que sumérgete en las aguas de la Palabra, deja que laven y llenen cada espacio de tu mente, y alégrate al ver cómo las grietas del pasado se convierten en testimonios de restauración y esperanza.

Reflexiona sobre esto: El agua viva está disponible para ti en cada momento. ¿Bebes de ella diariamente? ¿Permites que sature y renueve cada pensamiento y cada emoción?

El poder para sanar y para prosperar fluye desde el trono de la gracia. Bebe profundamente y observa cómo el jardín de tu alma florece con belleza y propósito.

CAPÍTULO 10
Afirmaciones Divinas: La Declaración del Amor Infinito

En nuestra jornada hacia la sanidad y la prosperidad, las afirmaciones se convierten en una herramienta poderosa. No son simples palabras lanzadas al viento; son verdades eternas que, cuando se declaran, tienen el poder de transformar nuestra realidad. Una afirmación que ha impactado profundamente mi caminar es la revelación del amor de Dios. Su amor es una bandera desplegada sobre nosotros, visible para todos, y en especial para nosotras mismas. Como lo dice Cantares 2: 4: "Me llevó a la casa del banquete, Y su bandera sobre mí fue amor."

En el viaje de la vida, a menudo nos encontramos marcados por etiquetas que otros han colocado sobre nosotros. Estas etiquetas, como banderas ondeando sobre nuestras cabezas, pueden ser palabras de juicio, expectativas no cumplidas, o incluso definiciones basadas en nuestros errores pasados. Sin embargo, cuando afirmamos que la bandera de Dios sobre nosotros es amor, estamos emprendiendo un acto de redefinición radical de nuestra identidad. No somos la suma de las etiquetas que la sociedad, nuestros seres queridos o incluso nosotros mismos nos hemos impuesto; somos, en esencia, quienes el Creador dice que somos: seres amados sin medida.

Rompiendo las Etiquetas Humanas

Estas etiquetas humanas pueden ser limitantes y a menudo destructivas. Pueden provenir de críticas pasadas, fracasos, o incluso de estereotipos culturales y sociales. Sin embargo, la verdad de Dios nos ofrece una liberación de estas etiquetas. Jeremías 31:3 nos recuerda: "Con amor eterno te he amado; por tanto, te he prolongado mi misericordia". Esta es la bandera que realmente define nuestra existencia. No estamos confinados por las percepciones o las etiquetas del mundo, sino liberados por el amor incondicional de Dios. Esta afirmación del amor divino tiene el poder de cambiar radicalmente la percepción que tenemos de nosotras mismas. Cuando empezamos a vernos a través de los ojos del amor de Dios, las antiguas etiquetas pierden su poder. Empezamos a actuar no desde un lugar de inseguridad o miedo, sino desde un lugar de aceptación y amor. Como está escrito en 1 Juan 4:18: "En el amor no hay temor, sino que el perfecto amor echa fuera el temor". Al abrazar este amor perfecto, nos liberamos del temor que estas etiquetas antiguas pueden haber generado en nosotros.

La Identidad Marcada por el Amor Incondicional

Imagina que cada día, al despertar, pudieses ver esa bandera ondeando sobre ti, declarando el amor de Dios. Este no es un amor común, limitado o condicionado por nuestras acciones; es un amor inagotable e incondicional. A diferencia del amor humano, el amor divino no flaquea ni se agota. Es constante y firme, independientemente de nuestros errores y desaciertos.

El Amor que Nos Define

Cuando afirmamos que la bandera de Dios sobre nosotros es amor, estamos redefiniendo nuestra identidad. No somos lo que nuestros errores dicen que somos; somos quienes el Creador dice que somos: amadas sin medida. Esta afirmación tiene el poder de cambiar la percepción que tenemos de nosotras mismas y la forma en que interactuamos con el mundo. Esta nueva comprensión también transforma la forma en que interactuamos con el mundo. Ya no buscamos la aprobación de los demás para definir nuestro valor; en cambio, operamos desde una posición de seguridad en nuestro valor intrínseco como hijos de Dios. Esto nos permite relacionarnos con los demás de una manera más auténtica y amorosa, extendiendo la misma gracia y comprensión que hemos recibido.

Un Ejemplo Bíblico: Pedro y la Reafirmación del Amor

Tomemos el ejemplo de Pedro, quien, a pesar de haber negado a Jesús, fue confrontado con una pregunta de amor que buscaba restaurarlo. Jesús no lo rechazó por su falla; en cambio, le ofreció una oportunidad de reafirmar su amor y su propósito. Así como Pedro, cada una de nosotras puede estar segura de que, a pesar de nuestras fallas, el amor de Dios permanece inalterable.

La Constancia del Amor en Nuestro Andar

Es esencial que cada día nos afirmemos en este amor que no cambia. No importa los altibajos de la vida, las dificultades o las crisis, el amor de Dios es una constante que podemos proclamar y de la cual podemos depender.

La afirmación de que somos definidos por el amor de Dios es más que un simple consuelo; es una poderosa verdad que puede transformar toda nuestra existencia. Al dejar que esta verdad penetre en nuestro ser, las etiquetas impuestas por otros se desvanecen, y emergemos como verdaderas representaciones del amor y la gracia de Dios. En esta verdad, encontramos no solo nuestra verdadera identidad, sino también la libertad para vivir una vida plena y rica en amor y propósito.

El Eco del Amor en el Espejo de la Vida

Mujer sana y próspera, te invito a que hagas de esta afirmación una práctica diaria. Declara que la bandera de Dios sobre ti es amor. Escríbelo, cántalo, decláralo en oración. Deja que esta verdad penetre en cada rincón de tu ser y transforme tu perspectiva. Al hacerlo, no solo recordarás cuánto vales para Dios, sino que también te prepararás para recibir y disfrutar de todas las bendiciones que Él tiene reservadas para ti. Recuerda siempre, no importa lo que enfrentes, la bandera sobre ti es amor—un amor que nunca falla, nunca se rinde y nunca se agota. Este amor es el fundamento sobre el cual puedes construir una vida sana y próspera.

La Práctica del Espejo: Afirmaciones que Sanan

Hablemos ahora de una práctica que puede parecer simple, pero cuya eficacia es sorprendente: las afirmaciones frente al espejo. Este acto de declarar la verdad frente a tu reflejo es un acto poderoso de reconocimiento y aceptación.

"Yo Soy Amada": La Afirmación de Todas las Mañanas

Frente al espejo, haz de estas palabras tu mantra: "Yo soy amada". Di estas palabras en voz alta. No importa si estás en el baño, en tu habitación, o entre las paredes de tu corazón. Cuando la duda te asalte, cuando el temor al rechazo te oprime, afirma tu valor intrínseco. No estás definida por la capacidad de amor de otros hacia ti, sea tu esposo, hijo, o amigo. Estás definida por el amor constante e incondicional de Dios.

La Importancia de la Fuente Correcta

Cuidado con repetir solo frases bonitas o eslóganes que encontramos en las redes sociales. Esas palabras pueden ser como flores sin raíz; se marchitan rápidamente. Lo que repetimos debe estar cimentado en la verdad eterna, y la fuente más segura de esta verdad es la Biblia. Aquí no encontrarás meras opiniones humanas, sino la revelación de Dios mismo.

La Biblia: La Base de Nuestras Afirmaciones

En la esencia de nuestra búsqueda de sanidad y prosperidad se encuentra una verdad inmutable: la Biblia, la Palabra de Dios, es la fuente suprema de nuestras afirmaciones. Cuando declaramos lo que está escrito en las Escrituras, no estamos simplemente deseando que algo sea verdad; estamos proclamando lo que ya ha sido establecido por la autoridad divina.

Las Promesas de Dios Frente a las Dudas

Nuestra alma, a menudo, se convierte en un campo de batalla donde las promesas divinas se enfrentan a las sombras de la duda y el desaliento. En Romanos 8:37, se nos recuerda: "Antes, en todas estas cosas somos más que vencedores por medio de aquel que nos amó". Esta poderosa afirmación nos asegura que, independientemente de las luchas que enfrentemos, la victoria ya es nuestra a través de Cristo.

La Biblia está repleta de ejemplos de cómo las afirmaciones divinas transformaron vidas. Tomemos, por ejemplo, a David, un simple pastor que llegó a ser rey de Israel. A pesar de sus imperfecciones y luchas, Dios lo llamó "un hombre conforme a mi corazón" (Hechos 13:22). Esta afirmación divina no solo definió la identidad de David, sino que también guió su destino. O consideremos a Esther, una joven judía huérfana y viviendo en el exilio que llegó a ser reina de Persia. En un momento crucial, ella se aferró a su identidad divinamente otorgada y jugó un papel clave en la salvación de su pueblo. Su historia nos muestra cómo una comprensión clara de nuestra identidad en Dios puede llevarnos a actuar con valentía y propósito.

La clave para incorporar la verdad de las Escrituras en nuestra vida es la repetición y la meditación. Al meditar diariamente en versículos como Filipenses 4:13, "Todo lo puedo en Cristo que me fortalece", comenzamos a internalizar la verdad de que nuestra fuerza proviene de Él. Estas verdades bíblicas se convierten en el fundamento sobre el cual construimos nuestra vida, guiando nuestras decisiones y acciones.

El Pensamiento Central del Corazón

La verdad fundamental que debemos grabar en nuestro corazón es que somos amadas por Dios. Este amor debe convertirse en el pensamiento central de nuestro corazón, el eje sobre el cual giran todos nuestros pensamientos y emociones. Efesios 2:4-5 afirma: "Pero Dios, que es rico en misericordia, por su gran amor con que nos amó, aun estando nosotros muertos en pecados, nos dio vida juntamente con Cristo". Esta escritura nos recuerda que nuestro valor no se basa en nuestras acciones o logros, sino en el inmenso amor de Dios. No es suficiente reconocer el amor de Dios como una verdad externa; debe ser internalizado hasta que se convierta en la roca sobre la cual construimos nuestra vida.

Querida lectora, cada vez que declaramos una promesa bíblica sobre nuestras vidas, estamos participando en un acto de fe poderoso. Estamos eligiendo creer en lo que Dios dice sobre nosotros por encima de nuestras propias inseguridades o las mentiras del mundo. Al hacer de la Biblia la base de nuestras afirmaciones, no solo afirmamos nuestra identidad como hijos amados de Dios, sino que también abrimos la puerta a una vida transformada y enriquecida por Su verdad y Su amor.

Te invito a tomar este paso de fe. Frente al espejo de tu vida, declara tu verdad: "Yo soy amada por Dios". Hazlo hasta que tu corazón se alinee con esta realidad divina. No permitas que ninguna otra voz, interna o externa, te diga lo contrario. Puede que este ejercicio te rete, que te enfrente a dudas profundas, pero es en ese mismo lugar donde la verdad del amor de Dios desea encontrarte y restaurarte.

Recuerda, eres profundamente amada, no por tus acciones o méritos, sino simplemente porque eres tú. Eres la querida de Dios, y sobre ti, su bandera de amor siempre ondea con gracia y belleza infinita.

CAPÍTULO 11
La Sonrisa Perdida y El Manto de Gozo

La Redescubierta de la Sonrisa

En la jornada hacia la prosperidad y la sanidad, la sonrisa se convierte en un puente hacia la alegría. Nuestro objetivo es poder expresar con honestidad lo que dijera el salmista: *"El Señor es mi fortaleza y mi escudo; confío en él con todo mi corazón. Me da su ayuda y mi corazón se llena de alegría; prorrumpo en canciones de acción de gracias. El Señor le da fuerza a su pueblo..."* Salmos 28:7-8 (NTV)

En nuestra cultura de prisa y presión, a menudo olvidamos la simpleza y el poder de sonreír. No necesitamos que algo malo ocurra para perder esa curva de felicidad en nuestros labios; la carga diaria es suficiente para borrarla.

El Espejo: Un Reflejo de Nuestro Interior

¿Cuántas veces has pasado por el espejo y has retrocedido, alarmada por la seriedad de tu propio reflejo? Esa expresión no es más que el reflejo de un corazón agobiado. Pero debes saber que una frente fruncida no tiene por qué ser tu estado natural. No es el diseño de Dios para ti. El manto de gozo que Él ofrece está esperando ser reclamado por ti.

La Práctica de la Sonrisa

Aquí te propongo un ejercicio práctico: busca un lapicero y colócalo entre tus labios, forzando una sonrisa. Sí, al principio puede parecer forzado, artificial. Pero la sonrisa física puede ser el comienzo de una transformación interna. Como el cuerpo y la mente están interconectados, una sonrisa puede ser el comienzo de un cambio de actitud, un cambio en tu corazón.

El Manto de Gozo sobre el Luto

En las escrituras, encontramos una verdad poderosa y reconfortante: aunque la vida nos traiga momentos de luto y tristeza, Dios nos ofrece un "manto de gozo". Este concepto bíblico, lejos de ser una simple metáfora, es una realidad transformadora que podemos experimentar en nuestra vida.

Definiendo el Manto de Gozo

El "manto de gozo" es una imagen utilizada en la Biblia para describir la transformación del dolor y la tristeza en alegría y gozo. Isaías 61:3 lo describe bellamente: "A los que lloran en Sion, les daré una corona de belleza en lugar de cenizas, el aceite de gozo en lugar de luto, un manto de alabanza en lugar de un espíritu abatido". Este manto simboliza el intercambio divino donde Dios toma nuestra tristeza y nos ofrece a cambio su gozo.

El Poder del Manto de Gozo

Numerosos personajes bíblicos experimentaron este intercambio. David, por ejemplo, frecuentemente escribió sobre sus profundas angustias en los Salmos, pero también cómo encontraba consuelo y alegría en Dios. En el Salmo 30:11, David proclama: "*Tú convertiste mi lamento en baile; quitaste mi ropa de luto y me vestiste de alegría*".

Otro ejemplo es Job, que después de una inmensa pérdida y sufrimiento, fue restaurado por Dios. Aunque su luto fue profundo, Dios lo bendijo al final de su vida más abundantemente de lo que había sido antes (Job 42:10-17).

Aceptar este manto de gozo es un acto consciente de la voluntad, un paso de fe hacia la sanidad emocional y espiritual. Significa reconocer que, aunque el dolor y la tristeza son parte de la experiencia humana, no tienen que definirnos. Al declarar en oración, "Señor, acepto el manto de gozo que me has dado. Entrego el luto y elijo abrazar la alegría que viene de Ti", estamos eligiendo poner nuestra confianza en la promesa de Dios de transformar nuestro dolor en algo hermoso. Este acto de aceptar el gozo de Dios es una elección diaria, un proceso de despojarnos de la tristeza y vestirnos de alegría. No significa negar el dolor o las dificultades, sino elegir enfocarnos en la bondad y la fidelidad de Dios, permitiendo que su alegría sea nuestra fortaleza (Nehemías 8:10).

El manto de gozo que Dios ofrece es una poderosa herramienta espiritual. Nos recuerda que no estamos solos en nuestros momentos de luto y que hay una fuente de alegría que supera cualquier circunstancia. Al aceptar y vestirnos de este manto, permitimos que la alegría del Señor renueve nuestras fuerzas y transforme nuestra visión de la vida.

Entregando el Luto y Vistiendo el Manto de Alegría
Mujer Sana y Prospera, la sonrisa es tu derecho y tu herencia. No es una negación de las luchas que enfrentas, sino una afirmación del amor y la alegría que Dios ha depositado en ti. Sonríe en el espejo, sonríe a la vida, sonríe

a pesar de, y verás cómo el gozo del Señor se convierte en tu fortaleza. Haz de la sonrisa tu compañera constante y del gozo tu manto diario.

La Liberación del Luto

El proceso de sanidad requiere reconocer y liberar el luto que llevamos. El luto va más allá de la pérdida de un ser querido; es el duelo por sueños no realizados, oportunidades perdidas y expectativas incumplidas. Puede estar relacionado con el pasado, presente o incluso con la ansiedad por el futuro. Es esa pesadez que nos impide ver la luz de un nuevo día.

Como una neblina persistente, oscurece nuestra visión y ahoga la esperanza. En Salmo 30:5, se nos recuerda: "Porque su enojo dura un momento, pero su favor, toda la vida; por la noche durará el llanto, y a la mañana vendrá la alegría". Este versículo nos anima a reconocer nuestras penas pero también a anticipar con esperanza la alegría que trae cada nuevo amanecer.

El Intercambio Divino

Dios nos invita a un intercambio divino: nuestro luto por su alegría. Al entregar el luto, no negamos nuestras pérdidas, sino que elegimos no ser definidas por ellas. Este paso no es un acto de olvido, sino un movimiento hacia la plenitud. Es un camino para honrar lo que fue, pero también para abrazar lo que vendrá.

Aceptar este intercambio divino es elegir creer que nuestras vidas pueden ser reconstruidas, que la belleza puede surgir de las cenizas, y que la alegría puede florecer donde antes había sólo dolor.

La Transformación del Rostro

El rostro es el espejo del alma. Cuando aceptamos el manto de alegría, nuestra expresión cambia. Esta transformación no es superficial; es el reflejo de una profunda renovación interior. Al igual que en mi experiencia personal, tras la dolorosa pérdida de mi primer matrimonio, mi rostro reflejó el cambio. El luto dio paso a una nueva esperanza y a un nuevo amor, y con él, una juventud renovada se hizo evidente, no solo en mi espíritu, sino también en mi apariencia.

El Testimonio del Cambio

Mi actual esposo, al mirar fotografías de hace una década, puede ver una diferencia notable. La mujer que una vez estuvo marcada por la tristeza y la pérdida ahora irradia vida y juventud. Este testimonio vivo es una prueba de que al dejar a un lado el luto, no solo recuperamos la alegría, sino que podemos florecer de maneras que desafían el tiempo y las circunstancias.

Mujer Sana y Prospera, te invito a hacer este intercambio: entrega tu luto y viste conscientemente el manto de alegría que Dios ofrece. Deja que este acto se refleje en tu rostro y en tu vida. No es solo una promesa para el mañana, sino una realidad que puedes vivir hoy. Acepta ese manto y camina en la plenitud de vida que Él ha diseñado para ti. Porque en el reino de Dios, la verdadera belleza y la juventud eterna se encuentran en la alegría que nace de su Espíritu.

CAPÍTULO 12
La Actitud Positiva como Disciplina

La Elección Diaria

Comenzamos cada día con una elección. La actitud con la que nos levantamos y las palabras que pronunciamos al comenzar pueden tejer la textura del día que se despliega ante nosotras. Como mujer que busca la salud y la prosperidad integral, yo, Rebeca, he aprendido que la gratitud matutina no es una reacción a las circunstancias, sino una disciplina del corazón.

Disciplina sobre Emoción

No todos los días amanecen bañados en sol. Habrá mañanas nubladas, momentos de tormenta, y aún así, elegimos la disciplina sobre la emoción. Nuestros pensamientos no tienen por qué ser esclavos de nuestros sentimientos. Podemos dirigir nuestra mente hacia lo que es verdadero, lo que es noble, lo que es justo, y por encima de todo, lo que es esperanzador.

Superando los Desafíos

El rechazo, el abandono y el menosprecio son montañas que muchas enfrentamos en nuestro caminar. Perdonar y sonreír puede parecer imposible cuando el peso de estos desafíos se asienta sobre nuestros hombros. Sin embargo, no es en una sola clase, ni en un solo día, que encontraremos la plenitud de la solución, sino en el compromiso diario con las prácticas que nos edifican.

La Disciplina de Renovar el Pensamiento

La primera disciplina que vamos a implementar es renovar nuestro pensamiento. Como mujeres, ya sea que sigamos la fe cristiana o estemos en el camino de descubrirla, necesitamos anclar nuestra mente en algo más grande que nosotros. Para la cristiana, ese anclaje es Jesús, quien ofrece una vida de plenitud y propósito. Para quien aún no ha hecho ese compromiso, la invitación está abierta para explorar cómo esta verdad puede transformar su realidad.

La Invitación al Cambio

Es esencial entender que la transformación no sucederá de la noche a la mañana. Se trata de un viaje, uno que tomamos paso a paso, día a día, disciplina tras disciplina. La salud y prosperidad a la que aspiramos es integral: afecta el cuerpo, la mente y el espíritu. Por eso, la invitación es a empezar hoy con una simple, pero poderosa afirmación de gratitud. Te aliento, Mujer Sana y Prospera, a adoptar estas disciplinas. Que al alba de cada nuevo día, tu corazón se incline hacia la gratitud y tus pensamientos se eleven más allá de las circunstancias. Que el reconocimiento de que cada día es una nueva oportunidad para crecer y florecer se arraigue en ti. Así, con cada amanecer, te irás acercando más a la vida abundante que has sido llamada a vivir.

Abrazando la Nueva Vida

Para aquella que aún no conoce la promesa de una vida

renovada a través de Jesús, la invitación es clara y abierta. Él ofrece un camino de transformación, un camino hacia una existencia llena de propósito y luz. Si todavía estás en la encrucijada de la indecisión, permíteme extenderte esa invitación para que descubras por ti misma cómo este amor transformador puede cambiarlo todo.

Más Allá de las Emociones Efémeras

Para ti, mujer que ya camina con Cristo, sabes que hay un diseño más grande y una promesa de vida en abundancia. No obstante, vivir en la volatilidad de las emociones, permitiendo que las circunstancias dicten tu paz, no es el camino para alcanzar la plenitud prometida. No podemos permitir que las sombras temporales oscurezcan la gran promesa de nuestro señor en Juan 10: 10 "Yo he venido para darles una vida Plena y Abundante.

La Disciplina de la Perspectiva Positiva

La transformación que propongo no es meramente un cambio de conducta, sino un cambio de perspectiva. No se trata de negar las emociones o las circunstancias, sino de aprender a juzgarlas de manera diferente. Cuando las emociones te lleven a juicios que solo te hunden más en el fracaso y la frustración, es el momento de aplicar una nueva disciplina: la perspectiva positiva.

La Transformación del Juicio

Este cambio implica una nueva forma de interpretar nuestras experiencias, emociones y circunstancias. A menudo, nuestras emociones pueden arrastrarnos hacia juicios negativos que nos sumergen en el fracaso y la frustración, creando un ciclo de desesperanza y desánimo.

La transformación del juicio comienza con el reconocimiento de que nuestras emociones, aunque válidas y reales, no siempre reflejan la verdad de nuestra situación o de nosotros mismos. En lugar de permitir que estas emociones dicten nuestras respuestas y percepciones, la disciplina de la perspectiva positiva nos invita a cuestionar y reevaluar cómo interpretamos estos sentimientos.

Esta disciplina nos enseña a observar nuestras emociones desde una distancia segura, analizándolas sin permitir que nos dominen. Por ejemplo, cuando la ansiedad surge, en lugar de dejarnos llevar por una espiral de preocupaciones y miedos infundados, podemos preguntarnos: ¿Qué me está diciendo esta ansiedad? ¿Es una señal de algo que necesito abordar, o es simplemente un producto de mis miedos y suposiciones?. La perspectiva positiva es, por lo tanto, una herramienta poderosa para la transformación personal. Nos permite liberarnos de los patrones de pensamiento autodestructivos y abrirnos a nuevas posibilidades y modos de ser. Al adoptar esta disciplina, no solo cambiamos la forma en que vemos nuestras circunstancias y emociones, sino que también cambiamos la forma en que vivimos nuestras vidas, abrazando cada día con esperanza y un sentido renovado de propósito.

Discernimiento en la Tribulación
La tribulación nos llega a todos. Es en esos momentos cuando nuestro juicio sobre las circunstancias puede conducirnos por dos caminos muy distintos. El primero nos lleva por el sendero del pesimismo, donde cada problema se magnifica. El segundo, un camino menos transitado, es aquel donde buscamos el propósito y la

promesa incluso en medio de la dificultad. Aplicar una perspectiva positiva también significa buscar activamente el aspecto constructivo o el aprendizaje en cada situación, incluso en aquellas que inicialmente parecen desfavorables o desafiantes. Implica reconocer que, aunque no podemos controlar siempre lo que nos sucede, sí tenemos el poder de controlar cómo reaccionamos y lo que aprendemos de estas experiencias.

Todas las Cosas Colaboran para Bien

Es aquí donde la fe cristiana nos ofrece una promesa poderosa: "Todas las cosas trabajan para bien, para aquellos que aman a Dios" (Romanos 8:28). Esta no es una garantía de que no habrá adversidad, sino la certeza de que, en última instancia, incluso lo negativo será utilizado para un propósito mayor y beneficioso para aquellos que confían en Dios.

La Decisión Consciente

Esta disciplina exige una decisión consciente de enfocarnos en lo positivo. No ignoramos lo negativo, pero elegimos no dejar que domine nuestros pensamientos. Al enfrentar situaciones desafiantes, conscientemente buscamos esa chispa de bien que puede surgir de ellas. Esto no es un ejercicio de fantasía, sino un compromiso con una realidad más profunda que a menudo se esconde detrás de las apariencias inmediatas.

El Poder de la Declaración

Declarar que "todas las cosas trabajan para bien" no es una fórmula mágica, sino una afirmación de fe y una decisión de ver la vida a través de un lente de esperanza. Esta declaración nos recuerda constantemente que hay una fuerza mayor en obra, trabajando en medio de nuestras luchas, transformando cada obstáculo en una oportunidad para el crecimiento y la bendición.

La Oración y las Afirmaciones Divinas

Mujer Sana y Prospera, este capítulo es una invitación a cultivar la disciplina de la perspectiva positiva. No es una tarea fácil, pero es una práctica poderosa que puede cambiar no solo cómo ves tus circunstancias, sino también cómo las vives. Te aliento a comenzar hoy. Con cada amanecer, declara la promesa y elige ver la luz que se abre paso a través de las sombras. La vida plena y abundante que Jesús promete está entrelazada con esta práctica de fe y optimismo. Que esta disciplina te guíe hacia una existencia de paz, propósito y prosperidad.

La Tarea Diaria de Entrega

Como tu guía en este viaje hacia la salud y la prosperidad, te insto a realizar una tarea diaria de gran poder: la entrega de tus pensamientos al Señor cada mañana y cada tarde. Esta práctica se convertirá en el cimiento sobre el cual construiremos un espíritu fortalecido y un corazón esperanzado.

La Oración de Petición

La oración es el acto de comunicarnos con Dios, presentando nuestras preocupaciones, miedos y esperanzas. Es en la quietud de la oración donde podemos pedirle a Dios que ministre nuestros pensamientos y nos brinde palabras de ancla para nuestra fe, aquellas promesas que sostienen nuestra alma en tiempos de turbulencia.

Al Amanecer: Prácticas para una Vida de Gratitud y Fortaleza

Para apoyarte en esta tarea, he preparado un recurso invaluable: un compendio de afirmaciones divinas, disponibles en un PDF accesible que podrás consultar en todo momento. Estas afirmaciones no son meras palabras; son verdades arraigadas en la Escritura, diseñadas para confrontar los sentimientos de rechazo, abandono, menosprecio y falta de perdón que puedan estar agobiándote.

Personaliza Tu Práctica

Encuentra entre estas afirmaciones aquella que resuene profundamente con tu lucha personal. Haz de esa afirmación tu mantra, tu oración diaria, repitiéndola como recordatorio constante de la presencia y promesas de Dios en tu vida. Al hacerlo, estarás ofreciendo tus mañanas y tus tardes al refugio y sabiduría que solo Su Palabra puede ofrecer.

Mujer Sana y Prospera, al entregar tus pensamientos y tu tiempo a la meditación de estas afirmaciones divinas, estarás iniciando un proceso de sanidad interna y empoderamiento. Que la práctica de esta disciplina eleve tu espíritu y llene tu vida con la paz y la claridad que emanan de la confianza en la fidelidad de Dios. Con cada afirmación, fortaleces la armadura de tu fe, y te preparas para enfrentar cada día con nueva fuerza y renovada esperanza. Que este sea el comienzo de un camino transformador hacia una vida plena de bendiciones y victorias en Cristo.

Conclusión de la Primera Parte:

Hemos llegado al término de esta primera Parte, pero

apenas estamos rozando la superficie del gran recorrido que nos espera. La prontitud y la intención son la llave para desbloquear las puertas de una vida sana y próspera. Cuanto antes empieces a trabajar en tu sanidad más rápido te encontraras trabajando en tu propósito siendo prospera en todas las áreas de tu vida. Esto de sanar la mente, liberarnos de los estragos que nos dejaron las crisis y emociones negativas, es en lo que hemos debido estar ocupadas haciendo AYER, así que lo mejor que puedes hacer es comenzar y dedicarnos a ello hoy.

La Mente: Tu Vehículo hacia la Sanidad

Bienvenida a la siguiente etapa de este viaje en "Mujer Sana y Próspera", donde reconocemos que el vehículo fundamental en nuestra travesía es la mente. Una mente sana es precursora de una vida saludable y próspera. Así como un coche nos lleva a nuestro destino, nuestra mente nos guía hacia nuestro futuro.

Construyendo Una Mente Sana

La construcción de una mente sana inicia con la disciplina de las afirmaciones divinas y la decisión consciente de ofrecer al Señor nuestras mañanas y tardes. En esta dedicación, permitimos que lo sobrenatural actúe en nosotros. Pues es en el taller de la fe y la oración donde nuestra mente se renueva y se prepara para el viaje que tenemos por delante.

La Importancia de una Mente Sana

Considera tu mente como un vehículo de alta gama que requiere del mejor combustible y mantenimiento para funcionar de manera óptima. La Biblia nos enseña que "como piensa el hombre en su corazón, así es él". Estas palabras son un claro recordatorio de la influencia directa que tienen nuestros pensamientos sobre nuestra realidad.

El Mantenimiento del Vehículo Mental

La negatividad es como un combustible contaminado que daña nuestro vehículo, causando fallas y averías en el camino hacia nuestros sueños y metas. Por tanto, es esencial nutrir nuestra mente con pensamientos que sean puros, positivos y alineados con la verdad divina.

El Despertar del Vehículo

Al cerrar esta primera Parte, te invito a reflexionar sobre la urgencia y la belleza del proceso de sanidad. Cada momento que dedicamos a renovar nuestras mentes y corazones es un paso hacia nuestra prosperidad integral. La sanidad no es un evento futuro, sino una prioridad presente que debemos abrazar con decisión y valentía.

Compromiso con el Presente

Debemos asumir el aquí y ahora como el terreno fértil para sembrar las semillas de la transformación. Ayer fue el momento ideal para empezar, pero hoy es la oportunidad que tenemos frente a nosotros. No la dejemos pasar. Cada acción, cada pensamiento consciente y alineado con un propósito de sanidad, tiene el poder de cambiar nuestra trayectoria de vida.

La Disciplina: El Arte de Ser Consistente

La disciplina no es una carga, sino una liberación. Al disciplinar tus pensamientos diariamente, cortarás las raíces de las mentalidades que limitan, y florecerá la vida abundante que mereces. Este proceso no es un añadido a tu vida; debe ser su esencia. Es el método diario para desbloquear la prosperidad en todas sus formas.

EL PLAN DE ACCIÓN: PASO A PASO

Hemos delineado el camino; ahora es tu turno de andarlo:
1. Despeja tu mente de lo que te detiene.
2. Reemplaza las falsas identidades con la verdad de quién eres.
3. Dedica tiempo a sintonizar tus pensamientos con el propósito divino.
4. Implementa nuevas directrices para vivir una vida plena.

LA IMPORTANCIA DE ESTOS PASOS

Este camino es crucial para:
- Romper con los patrones negativos.
- Abrir tus ojos a las oportunidades y tener el coraje para alcanzarlas.
- Cultivar tus sueños más preciados.
- Vivir en bendición, adherida a las promesas divinas y con la fe en su cumplimiento.

LAS PALABRAS CLAVE

- **Consistencia:** La promesa de Jesús nos invita a una relación continua y profunda con Él, entregándole nuestras "mañanas y tardes" y así llenando nuestras mentes con su palabra, permitiendo que su voluntad se manifieste en nuestras vidas.

- **Comunidad:** No estás sola en este viaje. La fuerza colectiva de nuestra comunidad Mujer Valiosa con un propósito divino y compartido es poderosa. Tu transformación inspirará a otros, creando un efecto multiplicador.

- **Prosperidad:** La salud y el bienestar son valiosos, pero la prosperidad te permite tener un impacto significativo. A través de tu ministerio o emprendimiento, puedes ser un canal de bendición y guía hacia una vida plena en Cristo.

Con el corazón lleno de esperanza y los ojos fijos en la promesa de una vida renovada, te animo a comprometerte plenamente con este proceso de sanidad. Recuerda que cada día es una nueva oportunidad para avanzar en tu viaje de sanidad y prosperidad. La transformación empieza con un pensamiento, se nutre con la constancia y florece en comunidad. Que tu corazón se alegre en este recorrido y tu mente se renueve para ver la abundancia de bendiciones que te esperan.

Querida lectora, tu tarea es clara: cuida el vehículo de tu mente como el recurso más valioso que tienes en tu poder. Mantenlo sano con afirmaciones que edifican y oraciones que fortalecen. Así, asegurarás que tu viaje por la vida no solo sea próspero sino que también te lleve a la realización y la plenitud que Dios tiene reservada para ti.

Anticipándonos a la siguiente Parte, exploraremos el combustible que impulsará nuestro vehículo: la fe y las acciones que fluyen de ella.

¡Prepárate para descubrir cómo abastecer tu mente con la energía divina que te permitirá superar cualquier obstáculo y alcanzar tu destino Divino!

Parte 2

EL COMBUSTIBLE
Ideal para La Transformación

En el camino hacia una vida sana y próspera, además de cuidar el vehículo, el cual es nuestra mente, es crucial ser conscientes del combustible que lo alimenta: nuestras emociones, actitudes y pensamientos. En esta segunda Parte, nos enfocamos en la calidad del "combustible" que introducimos en nuestras vidas. Así como un vehículo con gasolina impura puede presentar fallas, nuestra mente puede verse afectada por emociones y pensamientos tóxicos que nublan nuestra visión y nos impiden avanzar con claridad y propósito.

LA PUREZA DEL COMBUSTIBLE: EMOCIONES Y PENSAMIENTOS LIMPIOS

La vida a menudo nos reta con situaciones que pueden contaminar nuestro ser interior con emociones negativas.

¿Cuáles son ellas? El resentimiento, el miedo, la culpa y la inseguridad son como impurezas que enturbian nuestro combustible emocional, causando que nuestro "vehículo" funcione de manera errática y nos aleje del destino que anhelamos.

El Origen de las Emociones que Enferman

Muchas de estas emociones negativas tienen raíces profundas en experiencias pasadas, en las palabras hirientes que absorbimos, en las traiciones que sufrimos, o en los miedos que nos fueron inculcados. La distinción entre emociones negativas naturales y emociones tóxicas es crucial para el proceso de sanidad y prosperidad.

AQUÍ TE DESCRIBO LAS DIFERENCIAS CLAVE:

Emociones Negativas Naturales

1. Temporalidad y Propósito: Estas emociones, como la tristeza, el miedo o la ira, son respuestas naturales y saludables a ciertas situaciones o eventos. Son temporales y tienen un propósito adaptativo, como alertarnos sobre un peligro o ayudarnos a procesar una pérdida.

2. Fuente Identificable: Generalmente, tienen una causa clara y están directamente relacionadas con experiencias o eventos específicos.

3. Resolución y Crecimiento: Estas emociones, aunque incómodas, pueden conducir a un crecimiento personal y una mayor comprensión de uno mismo cuando se abordan y procesan adecuadamente.

EMOCIONES TÓXICAS:

1. Persistencia y Perjudicialidad: A diferencia de las emociones negativas naturales, las emociones tóxicas persisten y se arraigan, porque proviene de razonamientos a los que hemos llegado en el pasado, contaminando el bienestar emocional y físico de nuestro presente. Estas emociones Incluyen resentimiento crónico, amargura, odio y envidia.

2. Orígenes Profundos y Complejos: Estas emociones a menudo tienen raíces en experiencias pasadas no resueltas, traumas o patrones de pensamiento negativos y razonamientos arraigados.

3. Consumo de Energía y Debilitamiento: Las emociones tóxicas actúan como parásitos, drenando la energía vital y afectando la salud mental y física. Pueden distorsionar la percepción de la realidad porque se convierten en "filtros" por medio de los cuales vemos el mundo y lleva a obstaculizar relaciones saludables.

4. Ciclos Repetitivos: A menudo crean ciclos repetitivos de pensamiento y comportamiento negativos, como si el pensamiento tuviera surcos por los cual se desvía automáticamente al enfrentar situaciones, lo que dificulta el avance hacia el crecimiento y la sanidad.

5. Necesidad de Desintoxicación y Reemplazo: Como te mencionaba, estas emociones requieren un proceso de desintoxicación para ser reemplazadas por emociones y pensamientos más saludables y constructivos.

En resumen, existe una diferenciación, mientras que las emociones negativas naturales son parte de la experiencia humana y pueden conducir a una mayor comprensión y crecimiento personal, las emociones tóxicas son destructivas y requieren un esfuerzo consciente para ser identificadas, procesadas y transformadas en energías positivas y saludables para una verdadera sanidad interior y poder caminar hacia la prosperidad.

LA DESINTOXICACIÓN EMOCIONAL

Para sanar y prosperar, primero debemos identificar qué emociones están contaminando nuestra energía vital.

Es hora de identificar las emociones tóxicas y esto incluye:
- Hacer una inspección detallada de lo que sentimos.
- Reconocer las emociones que nos enferman y entender de dónde surgen.

- Entender que estas emociones si no las controlamos, son como parásitos que se alimentan de nuestros recursos internos, debilitándonos aun en lo físico, poco a poco.

Para cambiar el tipo de combustible que utilizamos, debemos primero purgar estas viejas energías que ya no nos sirven. El proceso de desintoxicación emocional es vital.

Imagina por un momento como sería tu vida al drenar tu ser de todas esas emociones negativas y llenar el tanque con sentimientos y pensamientos que propicien tu bienestar. Amor propio, paz, alegría, gratitud y fe serán el nuevo combustible que te impulsará hacia adelante.

PRÁCTICAS PARA UN COMBUSTIBLE LIMPIO

En esta Parte del libro, exploraremos prácticas y hábitos que puedes incorporar para mantener tu combustible emocional puro y potente. Aprenderás técnicas importantes para vivir el presente, afirmaciones positivas y ejercicios de introspección que te ayudarán a mantener tus emociones en sintonía con tus aspiraciones más elevadas.

LISTAS PARA LA LIMPIEZA EMOCIONAL

Ahora es el momento para un ejercicio: reflexiona sobre las emociones que dominan tu día a día. ¿Son estas emociones el tipo de combustible que deseas para tu viaje? Si no es así, prepárate para el cambio. Estás a punto de aprender cómo liberarte de lo que te intoxica y llenarte de lo que te da vida. Estás en el umbral de convertirte en una mujer no solo sana, sino vibrante y llena de energía para alcanzar la prosperidad que te es destinada.

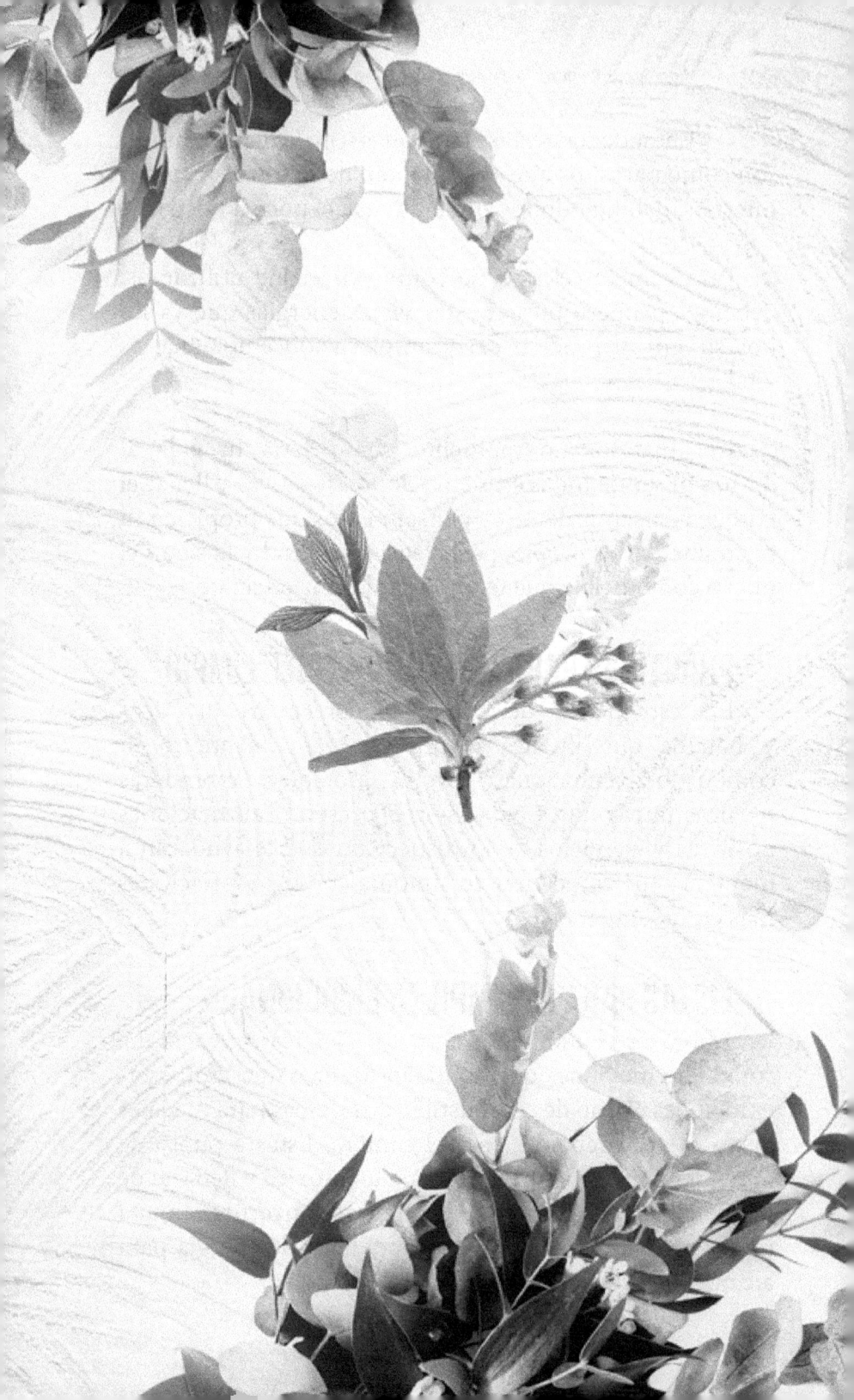

CAPÍTULO 1
Sanando las Heridas para Redescubrir el Propósito

Si has llegado hasta aquí, es un reflejo de la fuerza que reside en ti, de ese anhelo por sanar las heridas del alma, ya sean recientes o antiguas. Cada dolor que experimentas, cada crisis personal, familiar o global, es una oportunidad para crecer y redirigir tu vida hacia un estado de bienestar y realización.

Reconociendo el Dolor

El primer paso hacia la sanidad es reconocer el dolor que están causando estas emociones toxicas dentro de ti. Es humano sufrir y sentir el peso de las experiencias negativas, pero es divino encontrar el valor para enfrentarlas y transformar nuestra respuesta ante ello. Este reconocimiento no es un acto de resignación, sino una declaración de poder personal: estás lista para transitar desde la oscuridad a la luz, desde el caos a la paz, desde el dolor a la alegría. Permíteme darte un ejemplo práctico de como identificar y aceptar que el dolor que sentimos proviene de Emociones Negativas que se han convertido en tóxicas:

Imagina a una persona llamada Alex. Alex ha estado sintiéndose constantemente agotado, irritable y desmotivado, pero no ha reconocido conscientemente por qué se siente así.

Aquí está un ejemplo de cómo Alex puede identificar y aceptar sus emociones negativas.

1. Reflexión Personal: Alex comienza por tomarse un momento tranquilo para reflexionar sobre sus sentimientos recientes. Se sienta en un lugar tranquilo, cierra los ojos y respira profundamente, tratando de conectarse con sus emociones internas.

2. Identificación de Emociones: Mientras reflexiona, Alex se da cuenta de que se siente frustrado y decepcionado. Reconoce que estas emociones han estado presentes durante bastante tiempo pero no había querido admitirlas.

3. Reconocimiento de Pensamientos Asociados: Alex identifica pensamientos que acompañan a estas emociones. Por ejemplo, se da cuenta de que piensa cosas como "Nunca hago nada bien" o "Siempre me siento atrapado".

4. Vinculación con Eventos o Situaciones Específicos: Alex luego trata de vincular estas emociones y pensamientos con situaciones específicas. Descubre que se siente especialmente frustrado en el trabajo, donde no siente aprecio ni crecimiento profesional.

5. Aceptación Sin Juicio: Alex practica la aceptación de estas emociones sin juzgarse. Se dice a sí mismo: "Está bien sentirme frustrado y decepcionado. Son emociones válidas dadas mis circunstancias actuales".

6. Exploración de las Emociones: Alex se permite explorar estas emociones más profundamente. ¿Cuándo empezaron? ¿Qué situaciones las intensifican? ¿Hay algún patrón que pueda identificar?

7. Buscar Comprensión y Perspectivas: Alex decide hablar con un amigo de confianza sobre sus sentimientos. Al compartir, obtiene una nueva perspectiva que ayuda a entender mejor sus emociones.

8. Decidir Acciones Constructivas: Finalmente, Alex decide tomar medidas constructivas. Podría ser hablar con su jefe sobre sus inquietudes en el trabajo, buscar actividades fuera de su trabajo que le aporten alegría o incluso considerar un cambio de carrera.

Este proceso de identificación y aceptación de emociones negativas es esencial para el bienestar emocional de Alex. Al reconocer y aceptar estas emociones, Alex puede comenzar a comprender su origen y buscar maneras de abordarlas saludablemente. Este es un paso crucial para liberarse de la toxicidad emocional y avanzar hacia una vida más equilibrada y satisfactoria.

La Reinversión en la Felicidad
La felicidad no es un destino final, sino una serie de decisiones y actitudes que adoptamos día a día. Reinventar tu felicidad implica reconstruir tu realidad interna, cultivar pensamientos y emociones que te empoderen, y hacer espacio para la alegría y el agradecimiento. La felicidad se convierte entonces en un camino que eliges recorrer, una práctica que te libera y te permite soñar de nuevo. Para asegurarnos de no caer en dolor profundo o dejarnos dañar por emociones toxicas, debemos practicar el estar

chequeándonos constantemente. De la misma manera que vamos al médico y chequeamos los signos vitales y la sangre para ver si estamos saludables, de igual manera debemos mantener prácticas que nos ayuden a mantener o reinventar nuestra felicidad si la hemos perdido.

Incorporando las siguientes prácticas en nuestra vida diaria, podemos purgar las emociones negativas y llenar nuestro "tanque" con un combustible limpio y potente, que nos impulse hacia una vida de mayor paz, alegría, gratitud y amor propio.

PRÁCTICA DE LA MINDFULNESS O ATENCIÓN PLENA:

La mindfulness nos ayuda a estar presentes en el momento, observando nuestras emociones sin juzgarlas. Esta práctica ha demostrado reducir el estrés y mejorar la regulación emocional. Se puede practicar a través de la meditación, ejercicios de respiración o simplemente prestando atención plena a nuestras actividades diarias. Esto quiere decir que si estas cenando, estes plenamente en esa actividad, si estas manejando tu auto decidas permanecer plenamente en esa y solo esa actividad. Que si ves que tienes muchos pensamientos acumulados en la mente, decidas tomar un tiempo para sentarte y analizarlos plenamente.

Este concepto de atención plena que nos sugiere la psicología moderna yo lo he acogido en mi vida porque veo que está de acuerdo a las enseñanzas que provienen de las palabras de Jesús en Mateo 6:34 - "Así que, no os afanéis por el día de mañana, porque el día de mañana traerá su afán. Basta a cada día su propio mal." Jesús aconseja aquí vivir en el presente y no angustiarse excesivamente por el futuro, lo cual es un principio fundamental del mindfulness.

Así mismo este concepto lo encontramos en Filipenses 4:6-7 - "Por nada estéis afanosos, sino sean conocidas vuestras peticiones delante de Dios en toda oración y ruego, con acción de gracias. Y la paz de Dios, que sobrepasa todo entendimiento, guardará vuestros corazones y vuestros pensamientos en Cristo Jesús." Este pasaje habla de la importancia de presentar nuestras preocupaciones a Dios y encontrar paz, lo cual es la práctica de observar y liberar nuestros pensamientos y emociones a Dios en un estado de lo que la psicología llama "atención plena".

En Lucas 10:38-42 encontramos la historia de María y Marta. María elige sentarse a los pies de Jesús y escuchar sus enseñanzas, enfocándose plenamente en el momento, mientras Marta está distraída con muchas tareas. Jesús señala que María ha elegido la parte mejor, lo que se puede interpretar como un llamado a estar plenamente presentes y enfocados en lo que es verdaderamente importante. Adicionalmente, en el Salmo 46:10 leemos "Estad quietos, y conoced que yo soy Dios..." Este versículo invita a la calma y la reflexión, lo cual es una forma de atención plena, alentándonos a detenernos y reconocer la presencia y soberanía de Dios.

Estos versículos y ejemplos bíblicos sugieren que la práctica de estar plenamente presentes y conscientes, tanto en nuestras actividades diarias como en nuestra relación con Dios, es valiosa y enriquecedora. Aunque la terminología y los métodos específicos pueden diferir, el principio de vivir con plena atención y conciencia está en armonía con varias enseñanzas bíblicas.

AFIRMACIONES POSITIVAS BASADAS EN LA BIBLIA:

Otra practica importante para purgar las emociones negativas y llenar nuestro "tanque" con un combustible limpio y potente es, el incorporar a nuestro vocabulario las afirmaciones Divinas y positivas, especialmente cuando están arraigadas en verdades espirituales como las encontradas en la Biblia. Estas afirmaciones son poderosas para cambiar patrones de pensamiento negativos. La Biblia contiene numerosos versículos que enfatizan la importancia de las palabras, entre ellos el más especifico dice: los pensamientos entre ellos el más específico es Proverbios 18:21 que dice: "La muerte y la vida están en poder de la lengua, Y el que la ama comerá de sus frutos." Este versículo resalta el poder de las palabras para influir en nuestra realidad y nuestro bienestar.

La Biblia también contiene versículos que enfatizan la importancia de los pensamientos y la confianza en la verdad divina, entre ellos:

1. **Romanos 12:2** - "No os conforméis a este siglo, sino transformaos por medio de la renovación de vuestro entendimiento, para que comprobéis cuál sea la buena voluntad de Dios, agradable y perfecta." Este pasaje anima a cambiar los patrones de pensamiento negativos y conformarse a los principios divinos para una comprensión más profunda de la voluntad de Dios.

2. **Filipenses 4:8** - "Por lo demás, hermanos, todo lo que es verdadero, todo lo honesto, todo lo justo, todo lo puro, todo lo amable, todo lo que es de buen nombre; si hay virtud alguna, si algo digno de alabanza, en esto

pensad." Aquí el apóstol Pablo nos aconseja centrar los pensamientos en lo positivo y lo edificante, lo cual es una forma de afirmación positiva.

3. Josué 1:8 - "Nunca se apartará de tu boca este libro de la ley, sino que de día y de noche meditarás en él, para que guardes y hagas conforme a todo lo que en él está escrito; porque entonces harás prosperar tu camino, y todo te saldrá bien." Este versículo habla de la importancia de meditar en las Escrituras y mantenerlas en el corazón y la boca como una forma de guía y afirmación y la manera de no solo sanar sino también ser prósperas.

4. Salmo 19:14 - "Sean gratos los dichos de mi boca y la meditación de mi corazón delante de ti, oh Jehová, roca mía, y redentor mío." Este salmo refleja el deseo de que las palabras y pensamientos sean agradables a Dios, lo que implica una conciencia de la importancia de las afirmaciones de acuerdo a lo que agrada a Dios y mantener meditaciones positivas en el corazón.

Estos versículos muestran que incorporar afirmaciones positivas y verdades espirituales en nuestro vocabulario puede ser una herramienta poderosa para el cambio y el bienestar emocional y espiritual.

La práctica de reemplazar los pensamientos negativos con verdades bíblicas ayuda a alinear nuestra mentalidad y nuestras palabras con los principios divinos. Por eso creemos que cuando hemos pasado por momentos difíciles y traumas en el pasado que nos pueden llevar a pensar que somos rechazadas, inservibles o inútiles, repetir afirmaciones como "Soy amado(a) por Dios" o "En Cristo, soy fuerte y capaz" logran reforzar la autoestima y la fe y nos cambian por el poder de las palabras, lo cual radica en la fuente de las mismas. En Hebreos 4:12 encontramos esta verdad sobre la poderosa fuente a la que nos referimos: "Porque la palabra de Dios es viva y eficaz, y más cortante que toda espada de dos filos; penetra hasta partir el alma y el espíritu, las coyunturas y los tuétanos, y discierne los pensamientos y las intenciones del corazón." Este versículo destaca la capacidad de la Palabra de Dios para penetrar profundamente en nuestra ser interior y revelar, así como transformar, nuestros pensamientos y actitudes.

Salmo 119:105 - "Lámpara es a mis pies tu palabra, y lumbrera a mi camino." Este versículo ilustra cómo las Escrituras pueden guiar y aclarar nuestro pensamiento, ayudándonos a navegar a través de la confusión y los pensamientos negativos.

DIARIO EMOCIONAL Y DE GRATITUD:

Escribir en un diario sobre nuestras experiencias y emociones puede ayudar a procesar y entender nuestros sentimientos. 1 Juan 1:9 dice - "Si confesamos nuestros pecados, él es fiel y justo para perdonar nuestros pecados, y limpiarnos de toda maldad." Este versículo subraya la importancia de la confesión y el reconocimiento de nuestras faltas, lo cual puede ser facilitado a través de la escritura reflexiva en un diario que utilizas a diario.

Igualmente en Jeremías 30:2 leemos: "Así habla el Señor, Dios de Israel, diciendo: Escribe en un libro todas las palabras que te he hablado." Aquí, Dios le instruye a Jeremías que escriba Sus palabras, mostrando el valor de documentar revelaciones, pensamientos y experiencias. En la biblia encontramos ejemplos y principios que nos llevan a entender que reflexionar y documentar nuestros pensamientos y emociones nos ayuda en nuestra relación con Dios al procesar nuestros pensamientos y emociones con la ayuda de Dios.

AQUÍ ALGUNOS EJEMPLOS BÍBLICOS:

1. **El libro de los Salmos** - Muchos de los Salmos son esencialmente entradas de diario del rey David y otros autores. En ellos, expresan abiertamente sus emociones, luchas, alegrías y agradecimientos a Dios. Por ejemplo, el Salmo 42 expresa un profundo anhelo y tristeza, mientras que el Salmo 23 refleja confianza y consuelo en el Dios conocido personalmente por el Rey David.

2. **Lamentaciones** - Este libro bíblico es una colección de lamentos poéticos que expresan profundo dolor y reflexión sobre las experiencias difíciles del pueblo de Judá. Es un ejemplo de cómo articular y procesar el dolor puede ser una forma de sanidad y comprensión de nuestros propios sentimientos y existencia.

Además, llevar un diario de gratitud, donde se anoten las cosas por las que estamos agradecidos cada día, puede aumentar significativamente nuestro bienestar emocional.

Ejercicio Físico Regular:
El ejercicio no solo beneficia al cuerpo, sino también a la mente. La actividad física regular libera endorfinas, conocidas como las hormonas de la felicidad, y reduce los niveles de cortisol, la hormona del estrés.

Terapia y Consejería:
Buscar ayuda profesional puede ser vital en el proceso

de desintoxicación emocional. Un terapeuta o consejero puede ofrecer herramientas y técnicas específicas para manejar las emociones negativas de manera saludable.

PRÁCTICA DE LA COMPASIÓN Y LA BONDAD:

Ser compasivos y bondadosos con nosotros mismos y con los demás puede mejorar nuestro bienestar emocional. La práctica de la compasión aumenta la empatía y reduce el estrés. En Proverbios 11:17 encontramos esta verdad: "El hombre misericordioso hace bien a su propia alma, pero el cruel se hace daño a sí mismo." Este versículo nos dice que la compasión y la bondad no solo benefician a los demás, sino también al propio bienestar del individuo.

Adicionalmente como lo expresa el apóstol Pablo en Colosenses 3:12 - "Vestíos, pues, como escogidos de Dios, santos y amados, de entrañable misericordia, bondad, humildad, mansedumbre, paciencia." Este pasaje insta a los creyentes a adoptar cualidades como la compasión y la bondad, que son esenciales para el carácter cristiano. Si nosotros no adoptamos estas cualidades positivas para responder a las situaciones de la vida, estaríamos tentados a tomar decisiones basándonos en emociones toxicas lo cual es el principio de contaminar nuestro ser.

El apóstol Pedro escribe también de lo mismo en Pedro 3:8 cuando exhorta a la iglesia diciendo: "Finalmente, sed todos de un mismo sentir, compasivos, amándoos fraternalmente, misericordiosos, corteses." Aquí se destaca la importancia de la compasión y la bondad en las relaciones con los demás, como parte esencial de la vida comunitaria y espiritual.

CONEXIÓN ESPIRITUAL:

Mantener una práctica espiritual regular, ya sea a través de la oración, la meditación de la palabra, la lectura de los salmos o la participación en servicios religiosos, te proporcionará una fuente de consuelo, fortaleza y orientación. La Biblia enfatiza la importancia de estas prácticas espirituales, esto nos son ritos religiosos, son alimento para el alma, sanidad para tu mente y avivamiento para el espíritu .

Uno de los más significativos se encuentra en Josué 1:8 - *"Nunca se apartará de tu boca este libro de la ley, sino que de día y de noche meditarás en él, para que guardes y hagas conforme a todo lo que en él está escrito; porque entonces harás prosperar tu camino, y todo te saldrá bien."* Este versículo subraya la importancia de la meditación constante en las Escrituras como una fuente de guía y éxito. Este verso esta en mi oficina colgado como un recordatorio para mí: Si quiero ser una mujer sana pero también próspera, este es la manera que Dios ordena.

También leemos de la importancia de las disciplinas espirituales en muchos pasajes de la Biblia tales como:

Salmo 1:2 - "Sino que en la ley de Jehová está su delicia, y en su ley medita de día y de noche." Aquí se celebra la meditación en la ley del Señor como una fuente de gran gozo y estabilidad.

1 Tesalonicenses 5:17 - "Orad sin cesar." Este breve pero poderoso mandato anima a los creyentes a mantener una práctica constante de oración.

Salmo 119:105 - "Lámpara es a mis pies tu palabra, y lumbrera a mi camino." Este versículo expresa cómo la Palabra de Dios, y como los Salmos, sirven como guía y luz en la vida del creyente ya que las Escrituras pueden guiar y aclarar nuestro pensamiento, ayudándonos a navegar a través de la confusión y los pensamientos negativos.

Salmo 19:7-8 - "La ley de Jehová es perfecta, que convierte el alma; el testimonio de Jehová es fiel, que hace sabio al sencillo. Los mandamientos de Jehová son rectos, que alegran el corazón; el precepto de Jehová es puro, que alumbra los ojos." Aquí se describe cómo las enseñanzas de Dios en Su palabra revitalizan y traen claridad a nuestras vidas, lo que implica una transformación de nuestra forma de pensar y ver el mundo.

Hebreos 10:25 - "No dejando de congregarnos, como algunos tienen por costumbre, sino exhortándonos; y tanto más, cuanto veis que aquel día se acerca." Este pasaje enfatiza la importancia de la participación regular en reuniones de adoración y comunión para el estímulo y la edificación mutua.

Amiga, la Palabra de Dios es una herramienta poderosa para cambiar patrones de pensamiento negativos y estos versos nos anima a sumergirnos en las Escrituras para una renovación de la mente y del espíritu. Estos versículos y pasajes también destacan la importancia de mantener prácticas espirituales regulares como medio de recibir consuelo, fortaleza y orientación. La Biblia enseña que tales prácticas no solo son fundamentales para el crecimiento espiritual, sino también para el bienestar emocional y mental.

SOÑAR DE NUEVO

Permitirse soñar de nuevo es una valiente afirmación de vida. Los sueños son los hilos con los que tejemos nuestro propósito y damos sentido a nuestra existencia. A través de la sanidad, los sueños que una vez se vieron opacados por el dolor comienzan a resurgir con mayor claridad y fuerza.

DESCUBRIENDO EL PROPÓSITO DIVINO

Creemos que hay un propósito divino en cada respiración que tomamos, en cada paso que damos. Tu propósito no es una casualidad; es un llamado que ha sido colocado en tu corazón desde el principio de los tiempos. El proceso de sanar es también un proceso de descubrimiento, una excavación del alma para revelar la razón más profunda de tu existencia en la tierra.

PREPARÁNDOTE PARA LA JORNADA

Ahora, parada en este momento crucial, te invito a mirar hacia adelante con esperanza. La sanidad es posible, y la felicidad es alcanzable. Con cada capítulo que avanzamos en este libro, estás poniendo una piedra más en el fundamento de tu futuro. La vida te ha traído hasta aquí por una razón, y esa razón es magnífica. En los próximos capítulos, desentrañaremos juntas los misterios de tu propósito y aprenderemos cómo cada día puedes vivir de manera más plena y con intención.

Estás aquí para sanar, para soñar y para cumplir con ese propósito sublime por el cual fuiste creada. Y recuerda, en cada paso de este viaje, no estás sola. Estamos juntas en esta misión de descubrir y vivir la plenitud que nos es prometida.

CAPÍTULO 2
Renovando el Combustible de tu Vida

La Nueva Luz de Cada Día

Cada amanecer nos brinda una nueva luz, única y fresca, distinta de la del día anterior. La magnificencia de la creación se revela en esta constante renovación que simboliza la oferta continua de Dios de comenzar de nuevo. Así como la luz del sol renueva la tierra, se nos invita a renovar nuestro ser interno, nuestro combustible espiritual y emocional. Es un milagro sutil, pero diario: cada mañana, la luz que despierta el mundo es nueva. No es la misma que la de ayer, aunque nuestras rutinas nos hagan pensar lo contrario. Esta luz es símbolo de la energía renovadora que Dios nos ofrece; es un recordatorio de que no estamos atados a las elecciones del pasado, ni siquiera a las de ayer o esta mañana.

La Ilusión del Combustible Tóxico

Como hijos e hijas del Creador, llevamos en nuestro ser una chispa divina que nos impulsa hacia la vida en su plenitud. No obstante, el viaje hacia nuestra realización no está exento de obstáculos. La calidad de lo que depositamos en nuestra mente, el 'combustible' con que alimentamos el alma, determina la salud de nuestro caminar.

A menudo, sin darnos cuenta, nos alimentamos de un combustible tóxico que parece útil pero que en realidad nos daña profundamente. Este combustible puede ser la preocupación, el miedo, el resentimiento, o la negatividad que a veces se disfraza de realismo. Puede haber funcionado temporalmente, impulsándonos a través de un día difícil, pero al final nos deja exhaustas y vacías.

El Engaño del Combustible Tóxico

El enemigo es astuto y se disfraza de eficiencia, susurrando que el combustible que nos intoxicó en el pasado, o incluso esta mañana, sigue siendo nuestra mejor opción. Nos convence de que la culpa y la vergüenza son el precio a pagar por nuestros errores. Pero esa es la trampa de la toxicidad: creer que no hay otro camino, que estamos condenadas a repetir los ciclos que nos hieren.

Identificando las Emociones Tóxicas

Debemos ser diligentes jardineros de nuestro interior, capaces de reconocer las malas hierbas emocionales antes de que ahoguen nuestras flores más delicadas. Las emociones tóxicas —como la amargura, la envidia, y el miedo— se disfrazan de protectores, pero en realidad son destructores. Su origen es tan variado como nuestras historias: palabras hirientes de un ser querido, traumas pasados, o incluso el bombardeo constante de expectativas del mundo que nos rodea.

La Invitación al Cambio

No es casualidad que estés leyendo estas palabras; es un llamado divino. Dios no quiere que llenes tu vida con el combustible de la culpa y la vergüenza, sino con Su gracia que es nueva cada mañana. Como las maná que caían frescas cada día para el pueblo de Israel, así Dios provee un nuevo sustento para ti, uno que no solo alimenta sino que sana y libera.

El Engaño de la Permanencia

No te dejes engañar ni por los susurros externos ni por el monólogo interno que te dice que debes seguir usando el mismo combustible tóxico. La realidad es que cada momento trae la oportunidad de cambiar lo que ponemos en nuestro tanque emocional y espiritual.

Rompiendo las Cadenas de la Culpa y la Vergüenza

La libertad es un regalo divino prometido, una promesa que fue sellada con la llegada de Jesús. La cárcel de la que nos habla la Palabra no está hecha de barras de hierro, sino de los grilletes invisibles de la culpa y la vergüenza, tejidos por el enemigo para mantenernos atadas a un pasado del cual hemos sido redimidas.

La Cárcel Invisible: La Culpabilidad y la Vergüenza

La culpa y la vergüenza son armas potentes en manos del adversario; nos llevan a cuestionar nuestro valor, a ocultar nuestro rostro y a huir de nuestra verdadera identidad. Nos hacen sentir indignas del amor, de la gracia y de la bendición. Pero aquí yace una verdad fundamental: no fuimos creadas para vivir en encierro emocional y espiritual.

Libertad en la Verdad

Hay una luz potente en las palabras de nuestro Señor, una luz capaz de transformar nuestra personalidad, de rescatarnos de las sombras de la duda y situarnos en el esplendor de una nueva realidad. ¿Acaso no nos dice la

Escritura que seremos transformados por la renovación de nuestra mente?.

La Transición al Positivismo

Ser positivo no es un estado al que uno llega después de un largo viaje; es una decisión que se toma en un instante de revelación, un punto de inflexión entre la noche de la desesperación y el amanecer de la esperanza. Así como el alba rompe las sombras con su luz, así también un corazón que decide aferrarse a las promesas de Dios rompe las cadenas de la negatividad.

Amanecer de una Nueva Identidad

Este es el momento de decidir. ¿Vivirás otro día bajo el peso de la culpa y la vergüenza, o te levantarás en la libertad gloriosa que te pertenece por derecho divino? Tu decisión marca el inicio de un nuevo día en tu vida, un día en el que el sol de la justicia brilla con sanidad en sus rayos. Con cada palabra de fe y cada afirmación de tu identidad en Cristo, estás dando pasos hacia fuera de la cárcel antigua hacia un espacio de libertad. Es un acto de rebelión santa contra las mentiras del enemigo, un acto de fe en la verdad de quién eres: una mujer redimida, amada y destinada a la grandeza.

Mujer Sana y Próspera, la luz del nuevo día está sobre ti. Camina en ella, vive en ella, y deja que ilumine cada parte de tu ser. Que la libertad sea tu canción, y la gracia, la melodía que guíe tu danza de victoria.

Eliminando la Culpa y la Vergüenza

Para abrazar este nuevo combustible, debemos primero drenar el tanque de los residuos tóxicos de la culpa y la vergüenza. Estas son sustancias que corrompen nuestra energía vital y oscurecen la luz de nuestra verdadera identidad. La culpa nos ata a lo que hemos hecho o dejado de hacer, y la vergüenza a lo que creemos que somos. Pero hoy, puedes elegir despojarte de estas cargas.

Ahora te mostraré con un ejemplo como Expulsar la Toxicidad de la Culpa y la Vergüenza:

Supongamos que hay una persona llamada María. María ha estado lidiando con sentimientos de culpa y vergüenza debido a errores pasados en su vida personal y profesional. Aquí está un ejemplo de cómo ella puede prácticamente liberarse de estas emociones negativas y llenarse de un "combustible" más sano y puro:

1. Reconocimiento y Aceptación:
María comienza por reconocer y aceptar que está cargando con culpa y vergüenza. Ella se toma un momento tranquilo para reflexionar sobre estas emociones, identificando específicamente qué situaciones del pasado están contribuyendo a estos sentimientos. Le pide al Espíritu Santo de Dios que le revele si el acusador le trae a la mente episodios de la vida para culparla y traerle remordimiento de conciencia y aun deseos de esconderse del mundo por el estigma y la humillación que le causan estos recuerdos.

2. Escritura Reflexiva:
María decide escribir sobre sus experiencias. En un diario, ella detalla los eventos que le causaron culpa y vergüenza, expresando abiertamente sus emociones y pensamientos a Dios. La escritura reflexiva es una forma

efectiva de procesar emociones y comenzar a liberarlas como lo encontramos que lo hacia el rey David en los Salmos.

3. Práctica de Perdón:

María se involucra en una práctica de perdón, primero hacia sí misma y luego hacia los demás. Ella medita en aquellas fallas que ha cometido y las ofensas que otros le hicieron y decide ir por la vía del perdón, donde visualiza liberándose a sí misma y a los demás de la culpa y el resentimiento. Pedir perdón a Dios es una manera poderosa de liberarnos de la culpa y encontrar la paz. "Padre nuestro que estás en los cielos, santificado sea tu nombre. Venga tu reino. Hágase tu voluntad, como en el cielo, así también en la tierra" (Mateo 6:9-10). Esta oración puede ser una forma de acercarnos a Dios y pedirle liberación de nuestros sentimientos tóxicos. Con su amor y gracia, podemos encontrar la fuerza para seguir adelante y vivir libres de la carga del pasado.

4. Diálogo de Auto-compasión:

Ella practica el diálogo de auto-compasión. María se mira al espejo y se habla a sí misma con amabilidad, recordándose que todos cometen errores y que estos no definen su valor como persona. Ella recuerda la compasión de Jesús hacia el apóstol Pedro aún después de negarlo tres veces y se asegura a sí misma que el amor de Jesús también la acoge a ella del mismo modo.

5. Buscar Apoyo Espiritual:

María busca apoyo espiritual a través de la oración o la meditación de los salmos, pidiendo a Dios que la ayude a liberarse de la toxicidad de la culpa y la vergüenza y que la llene con su amor y gracia. Cuando nos sentimos abrumados por la culpa y la vergüenza, orar y pedir ayuda divina puede ser el primer paso hacia la liberación y el perdón. Dios es un refugio seguro que nos llena de su amor y gracia infinita. En la Biblia, encontramos versos inspiradores que nos recuerdan que no estamos solos y que hay esperanza para dejar atrás los sentimientos negativos. "Mas si confesamos nuestros pecados, él es fiel y justo para perdonar nuestros pecados, y limpiarnos de toda maldad" (1 Juan 1:9).

6. Consejería o Terapia:

María decide buscar ayuda profesional para trabajar en sus problemas de culpa y vergüenza. Todos enfrentamos momentos en la vida en los que sentimos culpa y vergüenza. Es importante recordar que estos sentimientos no nos definen y que podemos liberarnos de ellos. Buscar ayuda profesional a través de un terapeuta puede ser una opción útil para trabajar en estos problemas. Este proceso puede guiarnos a través de formas más estructuradas para liberarnos de nuestras emociones negativas. El terapeuta nos ayudará a comprender el porqué de la culpa y la vergüenza, y nos guiará hacia el perdón y la liberación. A través de este camino, podemos descubrir el amor propio y encontrar la paz interior que anhelamos. ¡No te rindas, el amor y la liberación están al alcance de tus manos!

7. Sustitución de Pensamientos Negativos:

Cada vez que María se encuentra con pensamientos de culpa o vergüenza, conscientemente los sustituye por afirmaciones positivas sobre sí misma y su valor. Ella sabe que es fácil caer en un ciclo de pensamientos negativos y críticos hacia nosotros mismos. Sustituir pensamientos de culpa por afirmaciones positivas puede ser una herramienta poderosa para cambiar nuestra perspectiva. Con amor y compasión hacia nosotros mismos, podemos sanar y crecer más allá de nuestras limitaciones autoimpuestas.

8. Actos Simbólicos:
María realiza un acto simbólico para representar la liberación de la culpa y la vergüenza. Por ejemplo, puede escribir sus sentimientos de culpa en un papel y luego quemarlo de manera segura, simbolizando la liberación de estas emociones.

9. Reforzando la Identidad Positiva:
Finalmente, María se compromete a actividades que refuerzan su identidad positiva, como el voluntariado, unirse a la comunidad VIP de Mujer Valiosa, participar de hobbies que disfruta, o pasar tiempo con personas que la apoyan y la valoran.

Este proceso de expulsar la toxicidad de la culpa y la vergüenza y reemplazarla con un "combustible" limpio y puro es un camino hacia la sanidad y el bienestar emocional. Requiere tiempo, paciencia y a menudo, apoyo de otros, pero es un viaje valioso que conduce a una mayor paz interior y una relación más saludable con uno mismo y con Dios.

EJERCICIO PARA EXPULSAR LA TOXICIDAD

Para poder hacer espacio al combustible puro y sano, hemos aprendido que es imperativo liberarnos de la culpa y la vergüenza que nos han estado envenenando.

Te invito a realizar este ejercicio mental:
Imagina que estás sosteniendo un vaso lleno de un líquido oscuro y viscoso; así es como la culpa y la vergüenza se aferran a tu interior. Ahora, imagina cómo lo derramas por completo y luego lo llenas con agua fresca y cristalina; esa es la pureza del nuevo combustible que Dios tiene para ti.

La Elección del Combustible Puro

La elección del combustible puro no se trata solamente de encontrar la mejor opción para nuestros vehículos, sino de encontrar una forma de vivir que no nos dañe a nosotros mismos ni a los demás.

Dios nos ofrece un combustible que no daña: la fe, la esperanza, el amor, la alegría, la paz, la paciencia, la bondad, la gentileza y el autocontrol. Cuando perdonamos, encontramos liberación. Cuando amamos, encontramos alegría. Y cuando nos esforzamos por cultivar estas virtudes en nuestra vida diaria, encontramos una paz que sobrepasa todo entendimiento. Estos son los componentes de un combustible que nos permite funcionar a nuestro máximo potencial, un combustible que nos llena en vez de drenarnos.

Así que no hay duda de que elegir este combustible puro es la mejor opción que podemos tomar para vivir una vida plena y satisfactoria.

El Nuevo Combustible: Gracia y Verdad

El combustible que Dios ofrece es Su gracia inagotable, un amor que no depende de nuestras acciones sino de Su carácter constante. Y junto con la gracia, viene la verdad que nos dice quiénes somos en Él: no condenadas, sino hijas amadas; no encadenadas por la vergüenza, sino libres y revestidas de dignidad y fuerza.

Renovando la Mente

La Escritura nos llama a ser transformados por la renovación de nuestra mente (Romanos 12:2). Esta transformación no es instantánea; es un proceso. Al sumergirnos en la Palabra de Dios, permitimos que su verdad sea el combustible que purifique nuestra mente y corazón.

El Poder de la Confesión y el Perdón

En la comunidad de fe, no estamos solos. Confesar nuestras luchas y perdonar a quienes nos han herido son pasos críticos hacia la libertad. La confesión nos libera del poder que el secreto tenía sobre nosotros, y el perdón nos libera del peso de un pasado que no podemos cambiar. 1 Juan 1:9 nos dice: "Si confesamos nuestros pecados, él es fiel y justo para perdonar nuestros pecados, y limpiarnos de toda maldad."

ALIMENTANDO LA ALEGRÍA

Finalmente, la alegría es un fruto del Espíritu que nutre nuestra alma. Al cultivar la gratitud, la alabanza y la esperanza, llenamos nuestro tanque con el combustible de la alegría divina, que nos sostiene incluso en los valles más oscuros de la vida.

Esto es importante tener en cuenta:

- La alegría como un fruto del Espíritu, es una cualidad que se desarrolla a través de nuestra relación con Dios. Gálatas 5:22-23 - "Pero el fruto del Espíritu es amor, gozo, paz, paciencia, benignidad, bondad, fe, mansedumbre, templanza; contra tales cosas no hay ley."

- Podemos conscientemente mantener un espíritu de alegría, oración y gratitud en todas las circunstancias, lo cual alimenta a su vez la alegría en nuestras vidas. 1 Tesalonicenses 5:16-18 - "Estad siempre gozosos. Orad sin cesar. Dad gracias en todo, porque esta es la voluntad de Dios para con vosotros en Cristo Jesús."

- Recordar y dar gracias a Dios por las bendiciones pasadas puede ser una fuente de alegría continua como lo refleja el Salmo 126:3 - "Grandes cosas ha hecho Jehová con nosotros; Estaremos alegres."

la Biblia nos enseña que la alegría es una parte esencial de la vida espiritual y que se cultiva a través de prácticas como la gratitud, la alabanza y el mantenimiento de la esperanza. La alegría que proviene de la fe no es una emoción superficial, sino una profunda satisfacción que sostiene a los creyentes incluso en los momentos más difíciles.

Un Tanque Lleno de Esperanza
El sabio Salomón nos dice en Proverbios 4:23: "Sobre toda cosa guardada, guarda tu corazón; Porque de él mana la vida." Este versículo habla de la importancia de ser conscientes de nuestros pensamientos y emociones, es un llamado a reflexionar y entender lo que sentimos, una práctica diaria para desechar lo que daña el corazón.

Hoy tienes la oportunidad de rechazar el viejo combustible y llenar tu vida con el nuevo. No te aferres a lo que ya está quemado y hecho cenizas. Deja que cada nuevo amanecer te encuentre con un tanque lleno de esperanza, una esperanza que no decepciona porque está anclada en la fidelidad de Dios.

Un Tanque Lleno de Luz

Imagina tu ser como un vehículo que Dios ha diseñado con un propósito divino. Al igual que un automóvil necesita combustible limpio y adecuado para funcionar, tu espíritu necesita ser nutrido con lo que es puro y revitalizante. Al llenar tu tanque con el combustible que Dios proporciona, estarás equipada para viajar por la vida con gracia y poder.

EL VIAJE HACIA LA SANIDAD Y LA PROSPERIDAD

Cuando el vehículo de tu mente es alimentado con el combustible adecuado, te lleva por caminos de crecimiento y plenitud. Has comenzado este viaje dejando atrás las cargas innecesarias: las etiquetas que no te definen, los pensamientos que te limitan, y los recuerdos que no te permiten avanzar. Como conductor de tu destino, tienes el poder de escoger qué llevar contigo y qué dejar atrás.

Al comprometerte con la disciplina de tus pensamientos y acciones, desechas la culpa y la vergüenza. Este es el primer paso crucial para llenar tu tanque con esperanza y fe. Cada día, con la luz nueva que brinda el amanecer, tienes la libertad de elegir un combustible limpio y puro para tu viaje.

Este combustible limpio y puro no es otro que las palabras de vida, la sabiduría que trasciende el tiempo, y las promesas de Dios que te guían hacia la libertad. La práctica diaria de la presencia divina te alinea con los propósitos más elevados para tu vida. La consistencia en esta práctica te transformará de adentro hacia afuera.

Prosperidad no es solo un estado de bienestar, sino también una capacidad para influir positivamente en la vida de otros, llevándoles la luz de la verdad y la esperanza de un nuevo comienzo. Tu vida se convierte en un testamento de lo que significa vivir en abundancia y plenitud.

Mujer Sana y Próspera, toma este momento para decidir. Cada día, tienes la oportunidad de decidir. Abandona la culpa y la vergüenza en el altar del pasado y llena tu espíritu con la luz de la gracia que nunca envejece. Hoy, alumbra tu camino con la luz de Su amor y camina con la seguridad de que este día estará lleno de una nueva luz.

CAPÍTULO 3
Identificando Las Emociones Tóxicas en Mi Vida

Escribí "Confesiones de una Mujer Desesperada" con un corazón inundado de culpa y vergüenza, sin saber que, al compartir mi historia, estaba dando los primeros pasos hacia mi propia sanidad. Es increíble reconocer que muchas veces somos coautores de nuestro propio dolor, creyendo que somos la causa raíz de cada conflicto y cada problema que nos rodea.

Esta culpa que cargamos, a veces más pesada que el mundo sobre los hombros de Atlas, no es más que una emoción tóxica que nos paraliza y nos impide ver la realidad de la gracia de Dios. En ese libro, fui vulnerable, abriendo mi corazón y mis heridas a la luz de Su verdad, y encontré que no estaba sola en mi sentir. Muchas mujeres se vieron reflejadas en esas páginas, en esa honestidad cruda que solo puede venir de un corazón que busca sinceridad ante Dios.

El proceso de confesión es poderoso. A medida que escribía, cada palabra era como un bálsamo que, aunque primero parecía sal en la herida, eventualmente traía sanidad. Sí, al principio, cada confesión era un susurro tembloroso marcado por la vergüenza, pero poco a poco, la verdad de Dios se hizo más clara: no somos definidas por nuestros errores.

El Señor, en su misericordia infinita, ofrece una salida que va más allá del ciclo autodestructivo de la culpa. Él nos invita a confesar no para marcar nuestras faltas, sino para liberarnos de ellas. "Si confesamos nuestros pecados, él es fiel y justo para perdonar nuestros pecados y limpiarnos de toda maldad" (1 Juan 1:9).

Ahora, este nuevo libro que tienes en tus manos no es solo un eco de aquel primer testimonio, sino una profundización en la gracia. Es un mapa que te guiará por el camino de identificar esas emociones que te han mantenido encadenada, ofreciéndote herramientas no solo para nombrarlas sino también para despojarte de ellas.

En las siguientes secciones, te invito a explorar conmigo las profundidades de la culpa y la vergüenza. Veremos cómo estas emociones se disfrazan de muchas formas, cómo usurpan momentos de felicidad y cómo nos convencen de que somos menos de lo que Dios dice que somos.

Juntas, querida lectora, vamos a desnudar estas emociones tóxicas ante la luz del Evangelio. Aprenderemos a discernir entre la convicción saludable que nos lleva al arrepentimiento y la condena destructiva que nos encadena al pasado. Y te aseguro, a través del poder sanador de la

Palabra y la presencia del Espíritu Santo, que encontrarás libertad y una nueva perspectiva, una donde la culpa y la vergüenza no tienen cabida.

Así como "Confesiones de una Mujer Desesperada" se convirtió en un reflejo de mi proceso de sanidad, este libro está destinado a ser parte de tu viaje hacia la libertad. Estamos en esto juntas, paso a paso, confesión por confesión, hacia la mujer sana y próspera que Dios ha diseñado que seas.

LA MARCA DE LA PREOCUPACIÓN

Cuando abro "Confesiones de una Mujer Desesperada", a menudo me encuentro en el capítulo que parece ser un eco de mi antigua realidad: "Me he pasado la vida ansiosa, nerviosa y preocupada". ¿Resuena esto contigo? Confieso que hubo una temporada en la que mi frente era el campo de batalla de mi ansiedad, y las líneas que se dibujaban en mi rostro eran las trincheras de innumerables preocupaciones.

El día que el médico cirujano observó mi rostro, con esa mirada que solo la experiencia y la edad pueden otorgar, me dijo que en toda su práctica nunca había visto un "músculo de la preocupación" tan desarrollado. Aquellas palabras resonaron en mí no solo como un diagnóstico estético, sino también como un reflejo del estado de mi alma. Mi preocupación no era solo una sombra en mi semblante; era una carga pesada que yo llevaba en mi espíritu.

Aquella revelación fue un despertar. Me hizo ver que mi preocupación constante no era solo un rasgo de mi carácter, sino una señal de que algo más profundo necesitaba ser sanado. ¿Cómo podía, siendo una mujer de Dios, vivir en tal estado de ansiedad perpetua? Esto me llevó a una profunda reflexión y, finalmente, a los pies del Señor en busca de perdón y liberación.

Lo hermoso de este encuentro con mi propia vulnerabilidad fue la gracia que encontré al otro lado de mi confesión. La preocupación, como muchas otras emociones tóxicas, puede convertirse en un ídolo inadvertido, una fortaleza en nuestra vida que nos aparta de la paz de Cristo. Sin embargo, cuando lo llevamos todo al Señor, hay una promesa de redención y un cambio de identidad.

Quiero que sepas, amada lectora, que no importa la fuerza con la que la preocupación haya marcado tu vida, hay esperanza para ti también. Así como el Señor me perdonó y me liberó, está dispuesto a hacerlo por cada una de nosotras.

Este capítulo no es solo un relato de mi pasado, sino también una invitación a ver más allá de las líneas de preocupación, a reconocer que cada surco puede ser llenado con la certeza de que Dios tiene el control. Cuando nuestras frentes se suavizan bajo la mano de Su paz, es una señal de que la confianza en Él está reemplazando el temor y la duda.

Así que te animo, mientras continúas leyendo este libro, a considerar qué preocupaciones estás sosteniendo que necesitan ser entregadas al Señor. Te invito a abrir tu corazón para que el Gran Médico, no solo de cuerpos sino de almas, realice Su obra sanadora en ti.

Que este libro sea un refugio y un instrumento de cambio, transformando la ansiedad en alegría, la preocupación en adoración, y cada miedo en un acto de fe. Porque incluso aquellos surcos marcados por años de inquietud pueden suavizarse en las manos del Padre que nos ama y nos dice: "No temas, pues yo te he redimido; te he llamado por tu nombre, tú eres mío" (Isaías 43:1).

Transformación y Nueva Identidad
El perdón divino, mis queridas lectoras, es solo el inicio de una maravillosa metamorfosis. Cuando nos percatamos de nuestras emociones tóxicas y las llevamos ante el trono de la gracia, Dios no solo nos limpia, sino que nos remodela, nos revitaliza y nos ilumina con Su gloria. Este no es un mero cambio superficial; es una reconstrucción completa desde nuestro interior, una verdadera renovación de la mente que se refleja en nuestra vida diaria.

En "Confesiones de una Mujer Positiva", el libro que siguió a mis pasos de sanidad, comparto cómo las afirmaciones que Dios nos otorga son faros de luz en un camino a veces oscurecido por la culpa y la vergüenza. Las declaraciones de verdad y vida que encontramos en Su Palabra son un bálsamo para nuestras almas y una guía para nuestra transformación.

Reconozco que la culpa puede ser abrumadora. Como muchas de ustedes, he tenido pensamientos que me atormentaban: "Todo es mi culpa", "No soy digna", "No soy suficiente". Es fácil caer en la trampa de creer que somos los únicos arquitectos de nuestro fracaso, que no merecemos la alegría, el amor o incluso la atención. Pero, ¿Acaso no es verdad que somos creaciones maravillosas de Dios, hechas a Su imagen?.

El momento en que decidí pedir ayuda, enfrenté el miedo de ser aún más abatida por una lluvia de críticas y razones adicionales para sentirme culpable. Pero en mi búsqueda de consejería y sabiduría, encontré algo diferente: amor y aceptación, no juicio. Aprendí que la ayuda no siempre viene con reproches, sino a menudo con una comprensión y una empatía que refleja el corazón de Cristo.

Dios no nos ve como seres horribles o irremediables. A Sus ojos, somos preciosas, dignas de amor y llenas de potencial. La vida que consideramos "insípida" o "sin amor" no es el final de nuestro relato, sino el comienzo de una nueva historia que Él está escribiendo en nosotras. Y ahora te hablo directamente a ti, que quizás te encuentres en una encrucijada similar, pensando que no mereces la felicidad: Dios está extendiendo Su mano, esperando por ti. En Su presencia hay plenitud de gozo y a Su diestra, deleites para siempre. Te invita a experimentar la vida en su máxima expresión, una vida rebosante de Su amor y paz.

Invitación a la Restauración
Así que te animo a rechazar la voz del acusador que susurra mentiras de condenación. En lugar de eso, escucha la voz del Padre que te dice: "Eres mía, amada, y mi deseo es darte una vida plena y próspera". A través de este libro, y de las verdades eternas que compartimos, te invito a abrazar esa nueva personalidad, esa nueva luz que Dios tiene para ti.

Que este sea un espacio seguro donde puedas despojarte de la culpa y abrazar la identidad que Cristo te ofrece. Que cada página sea un paso hacia la mujer sana y próspera que estás llamada a ser. Y que cuando mires atrás, no sea con vergüenza, sino con la certeza de que cada paso dado, incluso en la incertidumbre, fue guiado por un Dios que te ama incondicionalmente.

Redención y Propósito
En aquellos días oscuros de mi vida, envuelta en la tormenta de un divorcio, mi alma estaba abatida, mi espíritu quebrantado. La lealtad y la perseverancia que había creído virtudes inquebrantables se convirtieron en cadenas que me ataban a un pasado tóxico. Durante veinte años me aferré a una relación que me desgastaba, porque creía que era lo que Dios esperaba de mí. "Rebeca nunca se da por vencida", decían, y así me definí por tanto tiempo, hasta que la realidad de mi matrimonio se desmoronó, y con ella, mi concepto de fidelidad.

En el ojo del huracán, sumida en la más profunda desolación, le confesé a Dios mi derrota: "Señor, he fallado irremediablemente". Y en ese abismo de desesperanza, una voz me alcanzó, suave y firme a la vez: "Todos me han dicho lo mismo". La revelación de esas palabras me sacudió. Dios no solo me hablaba de fallas y tropiezos, sino de redención y propósito.

El Señor me llevó a recordar a los grandes de la fe, desde Pedro hasta Pablo, desde David hasta Sansón, todos seres humanos con falencias, con historias marcadas por errores, pecados y, sí, también divorcios de sus propios caminos. Sin embargo, no fueron definidos por sus fracasos, sino por su capacidad de creer en una redención mayor, una que los cataloga como héroes de la fe en el libro de Hebreos.

Dios no me veía como un proyecto fallido, sino como una mujer a la que aún podía usar para Su gloria. Me enseñó que Su gracia no es solo para aquellos que nunca tropiezan, sino también para los que se levantan del polvo. En ese momento de mi vida, entendí que el servicio a Dios no es una línea recta de perfección, sino un camino de caídas y levantamientos, de desiertos y oasis, de perdón y renovación.

Nueva Definición de Fidelidad
El divorcio, esa palabra que resonaba con fracaso y decepción, comenzó a tomar un nuevo significado. Aprendí que ser fiel a Dios no siempre significa permanecer inmóvil, sino saber cuándo es momento de soltar, de cambiar de dirección, de proteger el templo del Espíritu Santo que es nuestro cuerpo y alma. La fidelidad a Dios es también buscar nuestra salud y bienestar, es ser leal a los planes de paz y no de aflicción que Él tiene para nosotros.

Ser una Mujer Positiva no se trata de llevar una vida sin problemas, sino de enfrentar cada desafío con la certeza de que somos más que nuestras circunstancias, que nuestra identidad está cimentada en Quien nos creó y no en las opiniones o juicios de los demás. Somos dignas de amor y de una vida plena, no por nuestras propias obras, sino por la obra consumada en la cruz.

Este libro, "Mujer Sana y Próspera", es un testimonio de esa transformación, del dolor a la alegría, del abismo a las alturas, de la esclavitud a la libertad en Cristo. A través de estas páginas, quiero animarte a que mires tus batallas como puentes hacia una fe más fuerte y un llamado más claro. Eres amada, eres valiosa, y tienes un lugar especial en el corazón de Dios, no a pesar de tus errores, sino incluyéndolos, porque es allí donde Su poder se perfecciona en nuestra debilidad.

INVITACIÓN A LA ESPERANZA

Por tanto, te invito, mi querida hermana, a que veas cada fractura de tu vida como el lugar por donde la luz de Dios puede entrar. Deja que esas grietas se llenen de Su gloria y reflejen Su belleza. No te definas por el pasado ni por las voces que te dicen que no puedes ser usada por Dios. Tú eres un vaso escogido, una historia de redención en proceso, una Mujer Sana y Próspera en las manos del Gran Médico.

Caminemos juntas en esta jornada de sanidad, dejando atrás las cadenas de la culpa y avanzando hacia un futuro donde nuestro mayor testimonio será cómo fuimos transformadas por Su amor inagotable y Su gracia infinita.

CAPÍTULO 4
La Fuerza en La Fe y La Redención

Dios, en Su infinita sabiduría y gracia, ve más allá de nuestros errores. La historia de Sansón no es solo una crónica de caídas y debilidades, sino también un testimonio de cómo la fe puede renacer de las cenizas del arrepentimiento. ¿Cómo ve Dios a Sansón? No como el hombre que perdió su fuerza por un error, sino como aquel cuya fe lo restauró para cumplir su propósito en los momentos finales de su vida. Sansón, en su punto más bajo, ciego y humillado, no es recordado por su debilidad, sino por su retorno a la fe que lo hizo fuerte una vez más, fuerte no solo en lo físico, sino en lo espiritual.

Y aquí radica una verdad profunda que quiero que abraces: tu historia no termina en el capítulo de tus errores. Estás viva y eso significa que Dios aún no ha terminado contigo. La culpa y la vergüenza pueden haber sido tu combustible en el pasado, pero hoy, tienes la oportunidad de alimentar tu espíritu con la gracia y la esperanza. Tu libro de vida aún está siendo escrito, y Dios te invita a ser coautora en esta narrativa de redención.

Levántate y Escribe Tu Historia

Puedes preguntarme, "Rebeca, ¿cómo puedo levantarme? Parece imposible." Y yo te respondo con la convicción de quien ha vivido en carne propia la transformación que Dios opera en nosotros. No te hablo solo de teología o doctrina; te hablo desde la experiencia de quien ha tocado fondo y ha encontrado en ese mismo lugar la mano de Dios listo para levantarla. La enseñanza no es una mera doctrina, es una realidad palpable. He visto la restauración en mi vida y en la de innumerables mujeres que, al igual que Sansón, encontraron en su punto más bajo el impulso para volver a creer y ser usadas por Dios de maneras extraordinarias.

Este es el mensaje que deseo que lleves en tu corazón: las disciplinas divinas no son solo rituales o prácticas religiosas; son herramientas poderosas que moldean tu mente y espíritu. Con ellas, puedes transformar el dolor en propósito, la desesperación en esperanza y la vergüenza en un testimonio de fe.

La Práctica de la Fe en la Vida Cotidiana

Vivir la fe no es un acto reservado para los domingos en la iglesia, es una práctica diaria que se entrelaza con nuestros pensamientos más íntimos y nuestras acciones más mundanas. Es fácil hablar de fe cuando todo va bien, pero la verdadera fe se muestra en cómo respondemos a los golpes de la vida.

Te animo a que abraces las disciplinas divinas de la oración, la meditación, el estudio de la Palabra y la comunión con otros creyentes no como tareas a cumplir, sino como fuentes de fortaleza y renovación. Son estas prácticas las que sustentan tu espíritu en los días de prueba y las que celebran contigo en los días de victoria. Y así, querida hermana, tu historia no termina en el fracaso ni en el error. Estás llamada a ser un ejemplo de fe, no por tu perfección, sino por tu resiliencia y tu capacidad de volver a Dios en cada tropiezo. Levántate, porque tu historia aún está siendo escrita, y en las páginas de tu vida Dios quiere mostrar Su poder redentor que convierte cada herida en una estrella, cada lágrima en una perla de sabiduría.

Que este libro sea un faro de esperanza y un testimonio de que, sin importar lo profundo que haya sido el valle de las sombras, siempre hay un camino de regreso a la luz, siempre hay un nuevo capítulo por escribir en el libro de tu vida. Y en ese libro, querida amiga, eres y serás siempre, un ejemplo de fe.

La Liberación completa

En la cruz se consumó un acto de amor tan radical y profundo que aún nos cuesta comprender su magnitud. Como muchas, cargaba con un pesado fardo de autocrítica y culpa por mis fallas percibidas. Constantemente, me repetía cada defecto como si fuera un mantra de inadecuación: criticona, habladora, insuficiente. Pero hubo un momento de revelación, un destello de verdad divina que cambió mi perspectiva para siempre: Jesús no solo llevó nuestros pecados en la cruz, sino también nuestra culpa y vergüenza.

Él murió desnudo, en la más profunda humillación, y no había parte de su ser que no estuviera expuesta al escarnio y la brutalidad de ese momento. Pero esa vulnerabilidad, ese derramamiento de sangre, no fue en vano. Nos purificó no solo de las transgresiones en sí, sino también del tormento interno que llevan consigo.

Entender esto fue como sentir que las cadenas que me ataban se rompían una a una. Ya no era necesario vivir en las sombras, no había razón para murmurar disculpas por mi existencia o cargar con el estigma de un pasado doloroso. Jesús, al llevar nuestra vergüenza, nos liberó para vivir sin la necesidad de escondernos o de minimizarnos ante los demás.

Abrazando la Libertad
Fue entonces cuando comprendí que la humildad no es sinónimo de vergüenza. Me había dicho a mí misma, "Rebeca, vive en silencio, no hagas olas, no llames la atención". Pero esa no es la vida que Jesús nos propuso con su sacrificio. Él nos invita a vivir en plenitud, sin las sombras de la vergüenza que intentan oscurecer nuestra luz.

Si aún te encuentras encerrada en una prisión de culpa, permíteme recordarte que Jesús ya llevó esa carga por ti. No tienes que caminar con la cabeza gacha ni con el corazón oprimido por lo que fuiste o por lo que hiciste. La cruz fue suficiente, completa, y absoluta en su obra redentora. Lo que una vez fue motivo de vergüenza, ahora se transforma en un testimonio de la gracia y el poder de Dios en tu vida.

Caminando en la Verdad y la Gracia
Hoy te invito a caminar en la verdad y en la gracia. La verdad es que todos tenemos imperfecciones y todos hemos cometido errores. Pero la gracia es más grande que

todo eso; es el amor incondicional que nos dice que somos dignas no por nuestros actos, sino por lo que Jesús hizo por nosotros.

Cuando sientas la tentación de esconderte o de disminuirte por las voces del pasado que susurran condenas, recuerda el sacrificio de Jesús. Él no solamente nos salvó de nuestros pecados, sino que nos liberó de la carga emocional y espiritual que venía con ellos. Vive entonces no como alguien que se avergüenza de su historia, sino como alguien que la usa como una plataforma para mostrar la misericordia y el poder transformador de Dios. Cada vez que te sientas tentada a retroceder a la vergüenza, afírmate en la verdad de que Jesús ya la llevó por ti y que ahora, en Él, eres libre para vivir una vida de confianza, de alegría y de propósito.

Que este libro sea el inicio de un nuevo capítulo en tu vida, donde la vergüenza y la culpa sean palabras del pasado y donde tu presente sea un canto de libertad y gratitud. Porque en Cristo, querida amiga, eres más que tus errores; eres una obra maestra en constante restauración, una mujer sana y próspera en todas las facetas de tu ser.

Renacimiento en el Pozo

Al igual que la mujer samaritana, muchas de nosotras cargamos nuestros cántaros vacíos bajo el sol abrasador del mediodía, no porque no existan otras horas más frescas para llenarlos, sino porque buscamos evitar las miradas y los juicios de los demás. Nos exponemos al calor asfixiante de la soledad porque creemos que nuestra vergüenza es demasiado grande para ser vista a la luz del día. Vivimos, así, vidas pequeñas, silenciosas, vidas que no incomoden ni destaquen, porque nos hemos convencido de que no merecemos más. Pero la historia de la mujer samaritana nos enseña algo revolucionario: el encuentro verdadero con Jesús tiene el poder de transformar nuestra vergüenza en misión. Él conoce cada detalle de nuestras vidas, no solo porque nos ha observado desde lejos, sino porque ha vivido con nosotros cada momento. No hay nada oculto para Él, y a pesar de eso, no nos rechaza.

Cuando la mujer samaritana comprendió que Jesús sabía de sus cinco esposos y de su vida de desconfianzas y aún así le hablaba con amor y verdad, algo en ella se quebró. La comprensión de ser conocida completamente y, aún así, ser aceptada y amada, fue tan poderosa que dejó su cántaro, su vergüenza, en aquel pozo y corrió a compartir las buenas nuevas.

Cántaros Abandonados

Ese es el poder transformador del amor de Dios. No se trata de un cambio superficial, sino de un renacimiento completo. Al igual que la samaritana, dejé atrás mi propio cántaro lleno de fracasos y dolores. Comprendí que mis errores y mi crisis no eran el final de mi historia, sino un puente hacia una nueva vida. Dios no se deleita en nuestros fracasos; Él los utiliza para construir caminos nuevos y hermosos de esperanza y redención.

Lo que perdí en aquel divorcio, en aquella crisis, no era nada comparado con lo que gané: una perspectiva renovada, una identidad fortalecida en la verdad de quien soy en Cristo, y una misión clara. Dios, en su infinita bondad, siempre está listo para darnos un nuevo comienzo. No importa cuán lejos hayamos caminado bajo el sol del mediodía con nuestros cántaros de vergüenza, Él está esperando para darnos un manto de alegría en lugar de luto, una celebración de vida en lugar de una existencia de sombras.

Comenzar de Nuevo

Por eso te digo, mujer sana y próspera, no temas dejar tu cántaro en el pozo. No temas el qué dirán ni las miradas de quienes no comprenden tu viaje. La liberación que ofrece Jesús es completa y definitiva. El pasado no tiene poder sobre ti, salvo el poder que tú le otorgas.

Levántate y avanza hacia la luz del nuevo día. No estás destinada a vivir escondida ni a caminar en vergüenza. Estás llamada a ser una portadora de buenas nuevas, un ejemplo de lo que significa ser restaurada por el amor y la gracia infinita de Dios.

Que tu vida sea un testimonio vivo de que, no importa cuán profundo sea el pozo de nuestros errores, la fuente de agua viva que Jesús ofrece nunca se agota. Deja tu cántaro, toma su mano, y comienza a escribir el nuevo capítulo de tu historia: una historia de redención, de amor, de gracia y de una mujer plenamente viva, sana y próspera.

CAPÍTULO 5
La Carga del Resentimiento

Amiga, es hora de reconocer aquel combustible que ha estado alimentando las llamas de tu dolor: La ira y el odio. Imagínalas como dos pesadas piedras que has estado arrastrando, día tras día, creyendo que te pertenecían, que eran el precio que debías pagar por tus errores y tus circunstancias. Pero estas piedras no son tuyas para cargarlas. La sangre de Cristo fue derramada para liberarte no solo de tus pecados, sino también de ese peso que aplasta tu espíritu. Haz un alto y visualiza esas piedras de culpa y vergüenza. Dile al Señor: "Aquí están, no las quiero más. Tu sacrificio las cubre, y yo las dejo a tus pies". En ese sacrificio, no solo encuentras perdón, sino también la liberación de toda etiqueta que te haya sido impuesta, ya sea 'divorciada', 'despreciada', o cualquier otra que no defina tu verdadero ser en Cristo.

Ahora, pensemos en las relaciones tóxicas, esas que quizá nos han hecho creer que todo es culpa nuestra, que hemos debido soportar en silencio, perdón tras perdón, mientras el cambio nunca llega. Entonces, ese perdón se convierte en el suelo fértil para el resentimiento. Al principio, es apenas una molestia, pero con el tiempo, puede convertirse en una roca que pesa en tu alma. El resentimiento es esa piedra o ese cúmulo de granitos de arena de las pequeñas ofensas que se acumulan día tras día, especialmente con las personas más cercanas a nosotros. Este peso se va haciendo más y más pesado, hasta que un día nos encontramos encorvadas, agobiadas bajo su masa.

Proverbios 27:3 no miente al comparar el peso de la piedra y la arena con el del resentimiento. Este último puede ser incluso más pesado, especialmente cuando proviene de la persistente necedad de aquellos que nos lastiman una y otra vez. Pero si seguimos llevando este peso, no estamos viviendo la vida abundante que Dios tiene para nosotros.

LIBERACIÓN DEL RESENTIMIENTO

La liberación comienza con el reconocimiento de que no estamos destinadas a ser eternas portadoras de piedras. Debemos identificar esos granos de arena, esas piedras, y decidir conscientemente no permitir que se alojen en nuestro corazón. Es una elección difícil, pero necesaria. No podemos cambiar las acciones de los demás, pero sí podemos elegir cómo reaccionamos ante ellas.

Para vivir como una mujer sana y próspera, necesitamos actuar, no reaccionar. Significa tener la valentía de decir: "Esto me duele, pero no permitiré que me defina ni que me destruya". Significa perdonar genuinamente, no como un acto de debilidad, sino como una afirmación de fuerza. El perdón no siempre cambia la otra persona, pero siempre cambia a quien perdona. Es un camino hacia la libertad, un acto de despojarnos de esas cargas innecesarias para poder caminar ligeras, para poder correr hacia nuestro destino sin el lastre del pasado.

Al liberarnos del resentimiento, abrimos espacio en nuestro corazón para la paz, para el amor, y para las nuevas bendiciones que Dios está esperando derramar sobre nosotras. Así que, amiga, deja esas piedras en el camino. Alza tus manos y tu corazón hacia el cielo, y permite que la gracia divina te envuelva, te restaure y te proporcione la fuerza para caminar en libertad y con propósito.

LA DISCIPLINA DE LA MENTE

Para convertirnos en mujeres sanas y prósperas, debemos entender que nuestra mente puede ser nuestro campo de batalla más desafiante, especialmente cuando se trata de superar el resentimiento. ¿Cómo se puede esperar que florezcan pensamientos positivos en un terreno acosado por la amargura? La respuesta es sencilla y, a la vez, profundamente compleja: debemos entrenar nuestra mente para que se concentre en lo bueno, lo puro, lo verdadero y lo honorable, como se nos instruye en las Sagradas Escrituras.

Este enfoque no es un simple acto de pensamiento positivo; es una disciplina espiritual, una práctica consciente y deliberada que puede transformar profundamente nuestra realidad interna y, por ende, nuestra vida. Para facilitar este proceso, he incluido en el apéndice una hoja de trabajo que puedes utilizar para guiarte en este viaje de transformación mental.

La Biblia no nos insta a pensar en lo que es verdadero y honorable, sino a concentrarnos en estos pensamientos. Al decidir enfocar nuestra mente en lo que es puro y justo, desplazamos activamente esos pensamientos dañinos que cultivan el resentimiento. Este desplazamiento no es pasivo; es una acción vigorosa, es un acto de tomar las riendas de nuestra mente y dirigirla hacia la luz de la verdad divina.

Estos principios no son solo buenos consejos; son verdades eternas que, cuando se aplican, dan fruto en la forma de una mentalidad positiva y acciones que reflejan la salud y la prosperidad que Dios desea para nosotras. Y aquí radica el poder de las afirmaciones divinas: no son meras palabras, sino semillas de verdad que, cuando se plantan en el terreno fértil de un corazón dispuesto, pueden producir una cosecha abundante de cambio y crecimiento.

El ejercicio que propongo hoy, sin embargo, va más allá de la afirmación; se trata del perdón. No solamente el perdón hacia los demás, sino también el perdón hacia nosotras mismas. Hemos comprendido que Jesús llevó nuestras culpas y vergüenzas, y es tiempo de vivir en esa realidad liberadora. Perdonarnos a nosotras mismas significa reconocer que ya no estamos atadas a esos errores del pasado, porque en la cruz, ellos fueron dejados atrás para siempre.

VIVIR EN LA LIBERTAD DEL PERDÓN

Al ejercer el perdón, abrimos la puerta a la libertad. No más cadenas de autocrítica, no más sombras de condenación propias oscureciendo nuestro presente y nuestro futuro. Al perdonarnos, afirmamos que la gracia de Dios es suficiente, que su sacrificio fue completo y que somos dignas de una nueva vida llena de esperanza y renovación.

Pero este perdón no es solo un pensamiento pasajero; debe convertirse en una convicción arraigada en lo más profundo de nuestro ser. Debe ser tan real para nosotras como el aire que respiramos, tan cierto como el suelo bajo nuestros pies. Con cada paso que damos en esta tierra, recordemos que caminamos no en condenación, sino en la luz gloriosa de la redención.

Mujer sana y próspera, te invito a abrazar esta disciplina mental del perdón. Úsala como el ejercicio que fortalece tu espíritu y limpia tu corazón. Deja que te guíe hacia una vida en la que tus acciones y tus palabras estén en armonía con la paz y la alegría que has sido llamada a experimentar. Perdona, como has sido perdonada, y verás cómo la libertad y la prosperidad florecen en el jardín de tu vida.

EL COMBUSTIBLE DE LA VIDA NUEVA

Ha llegado el momento de decir "ya no más". No más vivir en la sombra de la culpa y la vergüenza, no más permitir que estos sentimientos tóxicos intoxiquen tu mente y paralicen tu espíritu. Imagina tu mente como un vehículo diseñado para llevarte hacia destinos de éxito y propósito. Cuando alimentas este vehículo con combustible contaminado de negatividad, no te sorprendas si se detiene en medio del camino, dejándote varada en la carretera de la vida, exhausta y desorientada.

Es hora de cambiar ese combustible. Tú eres, sin duda, una mujer inteligente, capaz y valiosa. Reconoce que el combustible que has estado usando –la culpa y la vergüenza– solo ha servido para dañar las piezas de tu vehículo, impidiendo que alcances tu pleno potencial.

Ahora, quiero que tomes un momento para cerrar los ojos. Visualiza a Jesús en la cruz del Calvario, ese instante de oscuridad suprema, cuando incluso el cielo pareció abandonarlo. "Dios mío, ¿por qué me has abandonado?", exclamó. En ese momento, llevaba sobre sí el peso de tu culpa y vergüenza, y fue abandonado para que tú nunca lo fueras. No es justo ni es necesario que continúes llevando una carga que ya ha sido levantada de tus hombros.

Por lo tanto, toma la decisión consciente de cambiar el combustible de tu vida. Elimina la culpa y la vergüenza y comienza a llenar tu tanque con el amor de Dios, con su sanidad, su gracia y su misericordia. Estos son los combustibles que permitirán que tu vehículo no solo funcione, sino que también te lleve lejos, hacia horizontes de esperanza y nuevas oportunidades.

El amor de Dios es un combustible que nunca se agota y siempre está disponible. No contamina; al contrario, purifica y renueva todas las partes de tu ser. Con cada decisión que tomes, con cada acción que emprendas, hazlo con la certeza de que estás impulsada por la fuerza más poderosa del universo: el amor incondicional de tu Creador.

Mujer sana y próspera, es tiempo de dejar atrás los viejos métodos que te han mantenido estancada. Abre tu corazón al cambio y permítete ser impulsada por el poder divino que te ha sido otorgado. Empezando hoy, que el amor de Dios sea el combustible que te motive, que te sane y que te guíe a través de cada jornada de tu vida. Con él, no hay destino inalcanzable, no hay sueño demasiado grande, no hay propósito que no puedas cumplir. Confiada en este nuevo combustible, avanza valiente hacia la vida abundante que te espera.

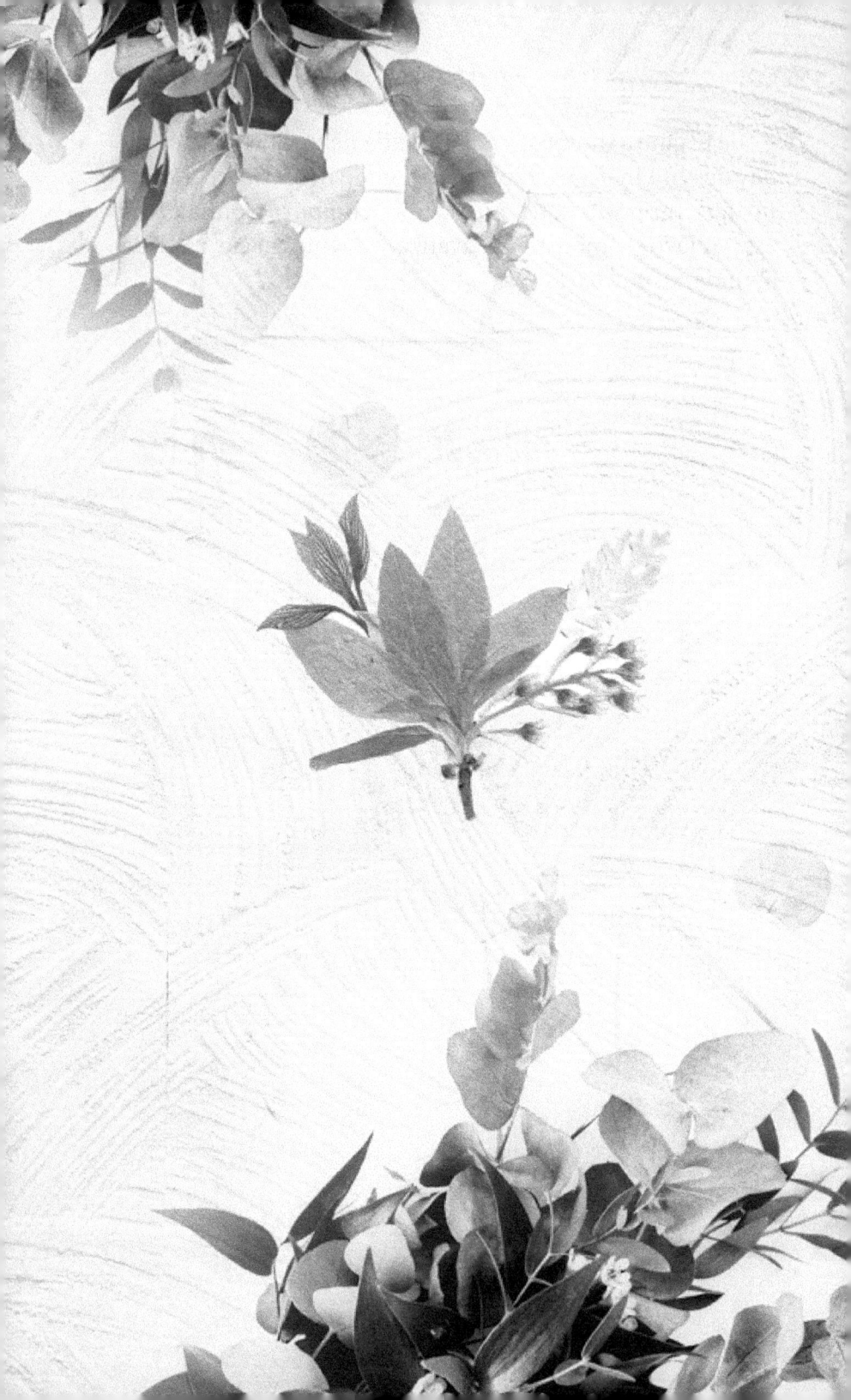

CAPÍTULO 6
Liberación del Peso del Pasado

Es una realidad palpable: has sido herida, ofendida y, como resultado, tu corazón se ha impregnado de amargura y resentimiento. Este dolor que portas se ha convertido en un lastre tan pesado como una piedra, tan abrumador como un saco de arena que obstruye tus pasos hacia la libertad emocional. Hoy te invito a reconocer ese peso y a prepararte para soltarlo, porque hoy es el día de liberación. El resentimiento, como nos recuerda la Escritura, es más pesado que cualquier carga física, y ya no tiene cabida en tu vida. Hoy, en este preciso instante, te animo a realizar un ejercicio de liberación; un ejercicio que te permitirá dejar atrás ese bulto de piedras y arena que has estado cargando sobre tus hombros.

Primero, encuentra un lugar tranquilo, un santuario personal donde puedas estar a solas con tus pensamientos y con Dios. En ese espacio sagrado, visualiza esa pesada carga de resentimientos, cada piedra y grano de arena representando una ofensa, una herida, un recuerdo doloroso. Siente su peso, reconoce cómo ha afectado tu caminar, tu actuar y tu pensar.

Luego, con una respiración profunda, imagina cómo cada piedra comienza a desvanecerse, cada grano de arena se dispersa, llevados por una brisa de gracia y perdón. Visualiza cómo tu carga se aligera y cómo tu espalda se endereza, liberada del peso del pasado. Este acto simbólico refleja una decisión interna poderosa: la decisión de perdonar y soltar el resentimiento, no solo por aquellos que te han herido, sino por ti misma.

Porque, como nos enseña la Biblia, "como piensa el hombre en su corazón, así es él". Si permites que tu corazón se llene de resentimiento, así será tu vida: pesada y agobiante. Pero si decides pensar en lo bueno, en la libertad que te ofrece Cristo, tu vida reflejará esa ligereza y esa paz. Ya has dejado la culpa y la vergüenza a los pies de la cruz en el Calvario. Ahora es el momento de soltar también las piedras y la arena del resentimiento. Agradece a Dios por la capacidad de perdonar y por la libertad que viene con el perdón. Agradece por la posibilidad de empezar de nuevo, con un corazón ligero y un espíritu renovado.

Mujer sana y próspera, no estás destinada a caminar encorvada bajo el peso de las piedras del pasado. Estás destinada a caminar erguida, con la vista al frente, hacia un futuro de posibilidades ilimitadas. Deja que este ejercicio sea el comienzo de tu caminata hacia una vida de verdadera prosperidad y salud integral, una vida donde cada paso te acerca más a tu verdadero propósito y a la plenitud que Dios tiene para ti.

EL EJERCICIO DE LIBERACIÓN

Ahora es el momento de tomar acción, de realizar un ejercicio transformador que marcará el comienzo de tu jornada hacia la sanidad y la prosperidad. Esta práctica es un paso crucial hacia tu liberación emocional y espiritual. Necesitarás un lápiz y un papel, ya que lo que vas a escribir será un testimonio tangible de tu compromiso con el cambio.

PREPÁRATE PARA ESTE EJERCICIO DE LA SIGUIENTE MANERA:

1. **Identificación:** Voy a mencionarte diversos sucesos. Cuando escuches uno que resuene contigo, uno que te haya marcado, ponle un cheque al lado. Si es un evento que el Espíritu Santo trae a tu memoria que no menciono, añádelo a la lista.

2. **Reconocimiento de Sentimientos:** Junto a cada suceso, deja un espacio para escribir cómo te hizo sentir. Sé honesta y profunda en tu introspección. Reconoce el dolor, la rabia, la frustración, o cualquier otra emoción que haya emergido.

3. **Acción de Liberación:** Después, en otro espacio, define una acción que emprenderás hoy para dejar atrás ese peso. Puede ser un acto simbólico, una decisión práctica, o una afirmación de tu nueva realidad sin la carga del pasado.

Procedamos en el nombre de Jesús, pidiendo la guía y la revelación del Espíritu Santo de Dios. Este no es un ejercicio trivial, es una herramienta poderosa que Dios ha puesto en mi corazón para traerte. No es coincidencia que estés aquí, recibiendo estas palabras. Este es un discipulado que ha sido diseñado no solo para que sanes, sino para que florezcas en salud y prosperidad.

Con cada evento que recuerdes y cada emoción que identifiques, estarás tomando las piedras de tu saco y transformándolas en hitos de aprendizaje y crecimiento. Con cada acción de liberación que te comprometas a tomar, estarás sellando ese saco y dejándolo atrás. Recuerda, tu mente es tu vehículo, y el combustible que ella necesita no debe estar contaminado por los residuos tóxicos de experiencias pasadas. Debe ser puro, compuesto de amor y de las emociones positivas que este amor trae: gozo, paz, y la verdad luminosa de que eres una creación valiosa y amada por Dios. Mientras procedemos, que el Espíritu de Dios te inunde de claridad y fortaleza. A medida que vayas escribiendo, siente la carga aliviándose. Imagina cada piedra cayendo al suelo, cada grano de arena dispersándose en el viento, y cada paso que das te lleva hacia una vida de mayor plenitud y propósito.

Vamos a hacerlo. Vamos a permitir que la sanidad comience. Mujer sana y próspera, tu viaje hacia la libertad total empieza ahora.

EL PERDÓN COMO PUENTE A LA LIBERTAD

Con cada historia, con cada herida y cada palabra hiriente que aún retumba en tu memoria, reconocemos el peso de ese saco que has estado cargando. Algunas heridas parecen pequeñas, como un granito de arena, pero incluso el grano más pequeño puede ser doloroso cuando se lleva por mucho tiempo. Otras heridas son como grandes piedras que claramente vemos y sentimos cada día en nuestra espalda, impidiendo nuestro avance.

Es hora de nombrar cada una de estas heridas, de sentirlas una última vez y luego dejarlas ir. No por el bien de quienes te hirieron, sino por el tuyo, para que puedas caminar hacia el propósito que Dios tiene para ti sin la carga de la amargura y el dolor.

Voy a decirte algunas situaciones que pueden haber dejado cicatrices en tu vida:
- Daños causados por personas cercanas.
- Pérdidas económicas que te afectaron profundamente.
- Control o manipulación en relaciones personales o incluso en entornos espirituales.
- Rechazo o traiciones que te dejaron sintiéndote abandonada o menospreciada.
- Prejuicios o discriminaciones que tocaron lo más profundo de tu ser.
- Abuso de cualquier tipo, ya sea físico, emocional o sexual.

Cada uno de estos sucesos es una piedra en tu saco, cada uno tiene un peso que has estado llevando quizás por años. Pero también cada uno tiene un nombre, y al lado de ese nombre, vas a escribir cómo te hizo sentir. No tengas miedo de reconocer el dolor, la ira, la tristeza, la ansiedad o el rechazo.

Luego, junto a esos sentimientos, te invito a escribir la palabra "perdono" y el nombre de la persona o la situación que vas a perdonar. Entiendo que esto no es fácil, y no te estoy diciendo que lo que sucedió estuvo bien o que lo merecías de alguna manera. Lo que te estoy pidiendo es que dejes ese saco hoy, que decidas que ya no va a pesar en tu vida. Este acto de perdón no es un regalo para aquellos que te hirieron;

es un regalo para ti. Al perdonar, no estás diciendo que lo que sucedió está olvidado o que no fue importante. Estás diciendo que no permitirás que esos eventos controlen tu presente o arruinen tu futuro.

Perdonar es el puente hacia la libertad. Es el acto de cruzar desde el pasado doloroso hacia un futuro lleno de esperanza y posibilidades. Cuando perdonas, le dices al Señor: "Jesús y yo decidimos dejar este saco, esta situación, en el pasado donde pertenece". Imagina cómo se siente al caminar sin ese peso, cómo es levantarse cada mañana sin el saco de piedras y arena que has arrastrado por tanto tiempo. Imagina la salud y la prosperidad que vienen cuando tu corazón está libre de la carga del rencor. Porque tú, Mujer Sana y Próspera, estás destinada a vivir no con las cadenas del pasado, sino con la libertad gloriosa que viene al entregar todas tus cargas al Señor y al tomar su yugo liviano, un yugo de perdón, amor y nueva vida.

LA DECISIÓN DEL PERDÓN

Hoy, en este instante de sinceridad y de conexión divina, te invito a un ejercicio que tiene el poder de transformar tu vida. Toma ese lápiz y ese papel que tienes en tus manos. Vas a escribir algo que va mucho más allá de simples palabras; vas a escribir declaraciones de libertad.

Empieza por "Perdono a", seguido del nombre y apellido de la persona que causó ese daño en tu vida. No lo pienses demasiado; deja que tu corazón hable. Permítete sentir cada emoción que fluye al escribir esas palabras, cada una de ellas representa una piedra que estás extrayendo de tu saco.

Siente cómo al hacerlo, ese saco que has cargado se va aligerando. Piedra por piedra, herida por herida, lo estás dejando vacío. ¿Puedes percibir cómo cambia tu carga? ¿Cómo se siente tu espalda al liberar ese peso?.

Ahora, te pido que imagines que tienes ese saco frente a ti, abierto y listo para ser entregado. Y en un acto simbólico y poderoso, vamos a darle ese saco al Señor.

Te comprendo si piensas que perdonar no puede ser tan sencillo como esto. No te equivocas; el perdón es un proceso, una serie de decisiones y acciones que comienzan con el firme propósito de decir "hoy se acabó". Es el inicio de un nuevo día, un día diferente marcado por la misericordia y la gracia que Dios renueva cada mañana. Es verdad, puede que en la oscuridad del amanecer parezca que nada ha cambiado, pero no te dejes engañar por la sombra del crepúsculo; la luz ya está en camino.

Con cada nueva mañana, recibimos una invitación a vivir con la frescura de la misericordia de Dios, que nos ofrece nuevas oportunidades y una nueva vida. Decide que tu pasado no definirá tu presente ni tu futuro. Date esa oportunidad, amiga que me lees, permítete sentir el amor de Dios, que ha permitido que veas y escuches este mensaje, porque Él te tiene en cuenta, porque Él ha preparado esto para ti.

Jesús te ama demasiado para permitir que sigas viviendo con el peso de la aflicción. Si te sientes aún lejos de estar bien, recuerda que no tienes que estar perfecta para comenzar este proceso. Lo importante es que des el paso hacia la sanidad. Y si te encuentras pensando en el rencor, en la idea de "cobrar" lo que te han hecho, detente un momento. Reflexiona sobre cuánta energía y emoción estás invirtiendo en quien te hirió. Tu vida, tu bienestar, tu salud y tu futuro son infinitamente más valiosos que cualquier ofensa que hayas recibido.

Así que, en este día, toma la decisión. No como un acto de olvido, sino como una declaración de que tu vida es tuya y de nadie más. Perdona no porque ellos lo merezcan, sino porque tú mereces paz. Elige el perdón como tu camino hacia la libertad, hacia ser una Mujer Sana y Próspera. Porque cada paso que das hacia el perdón es un paso hacia la plenitud que Dios desea para ti.

LA LIBERACIÓN EN PAPEL

Con el corazón aún palpitante por la decisión que acabas de tomar, es momento de concretar el acto de liberación. Ese papel que tienes en tus manos, donde con valentía has escrito los nombres y las ofensas, es más que una simple hoja. Se ha convertido en el testamento de tu valentía, en el mapa de un territorio del que estás a punto de liberarte.

Te pido ahora, con esa hoja en mano, que la dobles. Dobla una vez, y luego otra. Cada pliegue es un sello de tu compromiso de avanzar. Cada arruga, una cicatriz que pronto dejará de doler. Observa esos nombres una última vez y prepárate para despedirte, no con rencor, sino con la serenidad de quien sabe que está dejando atrás un capítulo para comenzar uno nuevo.

Lleva ese papel a un lugar donde nunca más lo verás. Puede ser la basura, sí, ese contenedor que semanalmente se lleva lo que ya no necesitas, lo que no quieres que ocupe más espacio en tu vida. Al deshacerte de ese papel, estarás simbolizando la eliminación de la influencia negativa que esas personas y experiencias han tenido en ti.

Mientras lo haces, pronuncia estas palabras: "El Señor Jesús y yo hemos decidido dejar todo esto en el pasado. Ya no tiene poder sobre mí". Al hacerlo, no solo estarás liberando tu corazón, sino también tu futuro. Y al dejar caer ese papel en el olvido, celebra, porque en ese preciso instante, tu nueva vida comienza. Felicitaciones por ese valiente paso.

AHORA, UNÁMONOS EN ORACIÓN

"Señor, en tu presencia nos reunimos con corazones abiertos y espíritus dispuestos. Gracias porque nos aseguras que, en ti, somos nuevas criaturas. Por estas mujeres, mis hermanas y amigas, pido que les otorgues una nueva mente, una renovada en tu amor y tu verdad.

Ellas han dejado atrás pesos y dolores, Señor, y en tu nombre, proclamamos que hoy comienza una nueva vida para cada una: para Margarita, para Hilda, para Juana, para Raquel, para todas las que este mensaje alcanza. Agradecemos tu amor inagotable y tu perdón que nos libera. Sellamos en tu presencia, Señor, este acto de liberación. Como testigos de su decisión, declaramos que lo viejo ha pasado; todo se ha hecho nuevo. Estamos de acuerdo en que esas ofensas, esos sentimientos y esas personas que nos han herido, ahora pertenecen al pasado y los soltamos en tu nombre poderoso, Jesucristo. Amén y amén."

Al levantar la vista, tal vez percibas que todo a tu alrededor parece diferente, más luminoso. Esa luz que ahora ves es reflejo del cambio interior que has experimentado. Es motivo de gran emoción y alegría. Así que, te felicito, querida amiga, por haber elegido el camino de la sanidad, por haber elegido ser una Mujer Sana y Próspera.

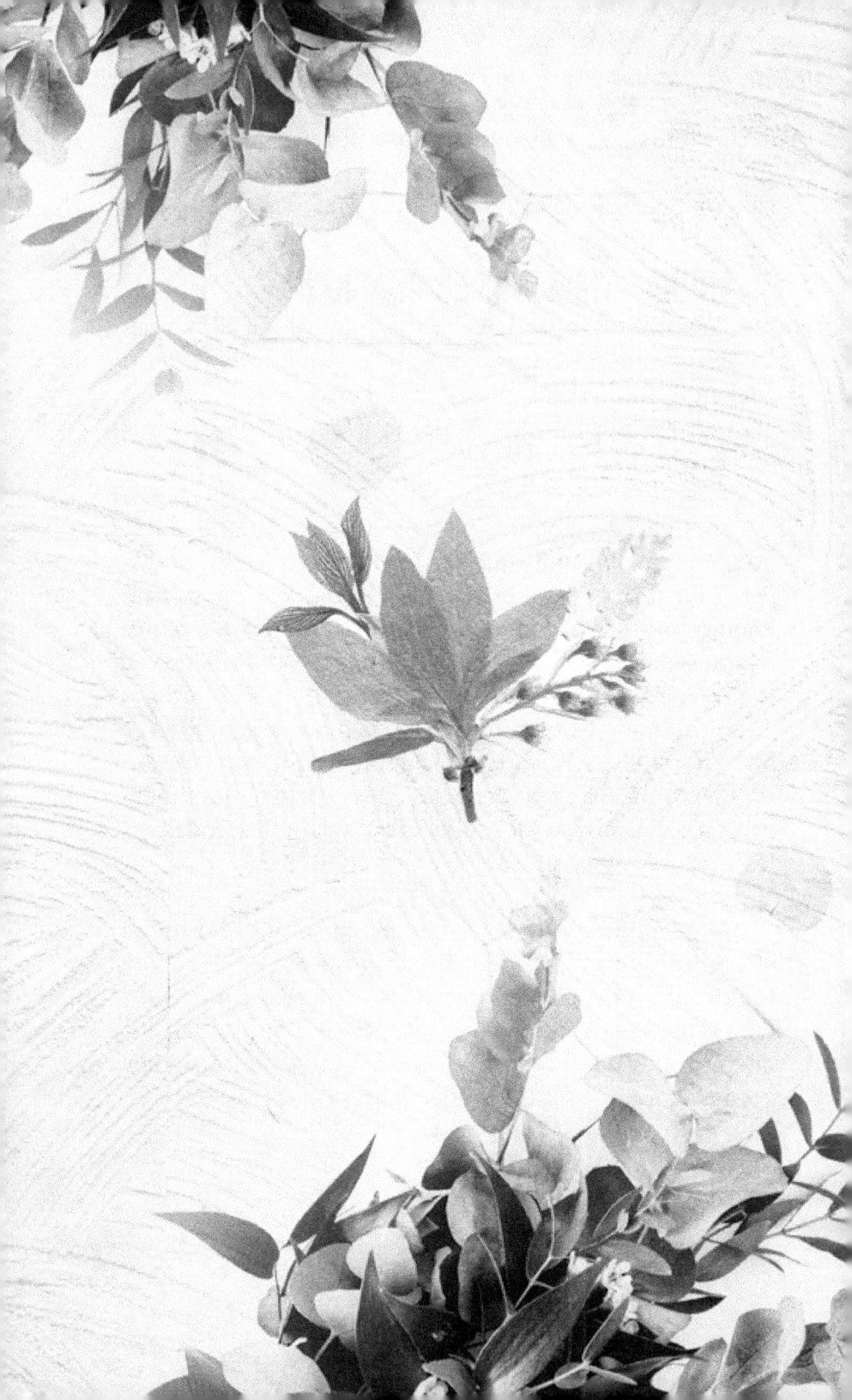

CAPÍTULO 7
El Combustible de La Transformación

La decisión de cambiar el combustible que alimenta nuestra existencia es el eje sobre el que gira nuestra salud y prosperidad. Tal y como un motor necesita de un buen combustible para funcionar correctamente, nuestra mente y alma requieren de sustancias puras, de pensamientos y emociones que no intoxiquen nuestra esencia ni desvíen nuestro propósito divino. Eres una nueva criatura, dotada de una nueva mente: la mente de Cristo. Es hora de vivir con la felicidad que nos promete Proverbios 15:15: para quien está afligido, todos los días son malos, pero para quien está contento, los días son una fiesta constante.

De ahora en adelante, la elección es tuya. ¿Te unirás al festín de la vida o te sumergirás en un mar de preocupaciones que oscurecen tus días? Hemos decidido que estaremos contentos por lo que Dios ha hecho por nosotros. Él ha llevado nuestras culpas y vergüenzas, y nos ha otorgado la gracia del perdón. Con un corazón liviano y una mente clara, podemos celebrar una fiesta constante en nuestra alma. ¿No es maravilloso?.

Hemos recorrido un largo camino con este libro y sus ejercicios, en esta lección de vida, así que respiremos hondo y permitámonos disfrutar de este momento. No necesitas tener todas las respuestas ni hacer todo a la vez. Lo importante es que has comenzado el viaje hacia la sanidad y la prosperidad. Este video ha sido una guía para ayudarte a cambiar de combustible, a dejar atrás el negativismo que te aprisiona.

Para que nuestra mente esté sana y así nosotras podamos ser mujeres íntegras, es imperativo cambiar el combustible negativo que nos ha estado impulsando. ¿Cómo lo hacemos? Renunciando a la culpa y la vergüenza, depositándolas en la cruz donde Jesús ya las llevó por nosotros. Al aceptar el perdón de Dios, liberamos nuestro espíritu de cargas inútiles. Y perdonamos, entendiendo que este es un proceso a través del cual nos liberamos.

Empezamos con afirmaciones divinas, con verdades que debemos pronunciar y asentar en nuestro ser:

1. **"Toda obra para bien para aquellos que aman al Señor."** Frente a las adversidades, afirma: "Todo va a trabajar bien para mí."

2. **"Yo soy una nueva criatura y tengo la mente de Cristo."** Esta afirmación nos recuerda nuestra identidad y capacidad renovada.

3. **"Estoy contenta por todo lo que el Señor ha hecho**; he perdonado y he sido perdonada, sin vergüenza alguna. Por lo tanto, mi vida será una fiesta constante."

Estas afirmaciones no son meras palabras; son semillas de verdad que plantamos en el jardín de nuestra mente. Y ahora, debemos cultivar nuevas meditaciones, deshaciéndonos de los pensamientos obsoletos y dañinos para reemplazarlos por verdades que promuevan crecimiento y vida. Con cada paso que das en esta nueva dirección, te mueves hacia una vida llena de la riqueza y salud que Dios ha planeado para ti.

No te detengas ahora; sigue adelante, Mujer Sana y Próspera, pues cada paso te lleva más cerca de la vida abundante que está destinada para ti.

UN ALTO EN EL CAMINO

Hemos recorrido juntas un camino significativo, donde cada paso ha sido un acto de valentía y una afirmación de cambio. Hemos confrontado la ansiedad, explorado cómo superarla, y aprendido a clarificar nuestro propósito divino. Pero, sobre todo, hemos aprendido a reconocer que cada una de nosotras es una Mujer Sana y Próspera, con un destino marcado por la plenitud y la dicha.

Al llegar a este alto en el camino, es esencial recordar que lo que llevas contigo es tan importante como lo que has decidido dejar atrás. Has dejado atrás las cargas de la culpa y la vergüenza; ahora llevas contigo el perdón y la liviandad de ser.

En nuestra travesía, enfrentamos la duda de cómo sanar y mejorar las relaciones tóxicas, de discernir cuándo alejarnos y cuándo permanecer y luchar. Y, sobre todo, cómo encontrar el tiempo y el espacio para cuidar de nosotras mismas, para no perdernos en el servicio a los demás y olvidarnos de nuestra propia salud y prosperidad.

En la tercera parte de este libro, nos adentraremos en un territorio nuevo y emocionante. Nos espera una revelación profunda, siete llaves para disfrutar de una vida saludable y próspera. Este será tu *GPS* para navegar por la nueva vida que has comenzado a edificar. Porque, si bien hemos aprendido a desintoxicar nuestra mente y a usar un combustible que nos impulse hacia nuestro destino, aún necesitamos saber cómo mantener la máquina en su mejor estado y cómo seguir el mapa de ruta hacia la plenitud.

Recuerda, tu mente es el vehículo por excelencia de este viaje. Por tanto, es crucial mantenerla clara y libre de las impurezas del pasado. El combustible que elegimos ahora debe ser puro y potente, uno que nos permita avanzar sin retrocesos hacia la realización de nuestro propósito divino.

Por lo tanto, te invito a tomar un respiro, a celebrar hasta aquí lo alcanzado y a prepararte con anticipación y expectativa para las revelaciones que están por venir. Las "Siete Llaves para Disfrutar una Vida Saludable y Próspera" te esperan en la siguiente etapa de nuestro viaje, listas para abrir las puertas de un futuro prometedor y lleno de bendiciones.

Toma este alto en el camino como un momento para consolidar lo aprendido, para abrazar la transformación ocurrida y para avivar la llama de la esperanza y la fe en lo que está por venir. La *Mujer Sana y Próspera* que eres continúa su viaje, no solo equipada con nuevas herramientas, sino también con la sabiduría y el amor que solo la experiencia y el corazón renovado pueden otorgar.

Nos vemos en el próximo capítulo de tu vida, donde las llaves de la sabiduría desbloquearán puertas nunca antes abiertas. Continúa adelante, valiente y llena de esperanza, porque tu camino hacia la salud y la prosperidad está bendecido y es infinitamente fructífero.

Parte 3

EL GPS DIVINO

Navegando hacia la Plenitud

INTRODUCCIÓN

Querida lectora,

Has llegado a la tercera y vital etapa de nuestro viaje juntas en "*Mujer Sana y Próspera*". Al igual que cuando emprendemos un viaje en coche, después de asegurarnos de que el vehículo está en condiciones óptimas y de haber cargado el combustible adecuado, necesitamos un *GPS* que nos guíe a nuestro destino. En esta sección, nos enfocaremos en el sistema de navegación espiritual y práctico que Dios nos ha provisto: el *GPS* para una vida saludable y próspera.

Como maestra de la Biblia y autora consagrada, te he compartido en los primeros segmentos de este libro la importancia de la mente y el combustible que la alimenta. Ahora, quiero revelarte el plan divino, esa disciplina mental y espiritual que marcará la diferencia en tu vida. No se trata solo de palabras; es un plan de acción que he trazado cuidadosamente para ti, basado en principios bíblicos y en una práctica personal que ha transformado mi vida y la de muchas otras.

Estas siete llaves son pasos que, al tomar acción sobre ellos, te conducirán a una salud integral y a la prosperidad que Dios desea para ti. Y quiero que sepas, antes de comenzar, que al aplicar estos principios, no solo alcanzarás bienestar y abundancia, sino que también te sentirás aceptada, segura, bendecida y extraordinariamente creativa. Comprenderás que fuiste creada por Dios con un propósito especial, dotada de talentos únicos, y te sentirás impulsada a perseguir esos sueños que Él ha sembrado en tu corazón.

Con la Biblia como nuestra brújula y los testimonios de vida como nuestros hitos, te invito a recorrer estos siete pasos conmigo. Permíteme ser tu guía en este tramo del viaje. Como C.S. Lewis en su viaje a través de Narnia, encontraremos que cada paso que damos en el mundo real es una metáfora del viaje más grande que emprendemos en nuestro interior.

Capítulo 1:
La Llave de la Aceptación
Antes de arrancar el motor y poner en marcha nuestro GPS, necesitamos reconocer nuestro punto de partida. ¿Te sientes lista para aceptar dónde estás ahora? La aceptación es la primera llave. No puedes llegar a donde Dios quiere llevarte si no aceptas dónde te encuentras hoy. Este es un momento para la introspección, para reconocer tus éxitos y tus desafíos sin juicio ni reproche. Aquí encontrarás historias de mujeres que aprendieron a ver su reflejo a través de los ojos amorosos del Padre, y cómo esa visión transformó sus vidas.

Capítulo 2:
La Llave de la Restauración Multiplicada.
Aquí reconocemos que cada sueño en nuestro corazón, lejos de ser una mera ilusión, es una semilla divina plantada por el Creador. Enfrentamos los desafíos, incluyendo el rechazo, el abandono y la adversidad, no como finales desoladores, sino como oportunidades para una restitución divina. Inspiradas por la historia de Job y respaldadas por la promesa bíblica de una compensación de siete veces, abrazamos la certeza de que nuestras pérdidas serán restauradas con una generosidad que supera todo entendimiento.

Capítulo 3:
La Llave de la Seguridad
La seguridad en Dios es un castillo fuerte. En este capítulo, exploraremos cómo construir una confianza indestructible en el Señor. Juntas descubriremos que nuestra seguridad no depende de las circunstancias sino de quién es Dios y lo que Él promete.

Capítulo 4:
La Llave de la Prosperidad
¿Cómo defines la prosperidad? Aquí, redefiniremos este concepto no solo en términos materiales, sino como una riqueza espiritual y emocional. La verdadera prosperidad brota de una relación profunda con el Creador y se manifiesta en todas las áreas de nuestra vida.

Capítulo 5:
La Llave de la Bendición
Ser bendecida es saberse favorecida por Dios. En este capítulo, revelaremos cómo puedes vivir dentro de la bendición de Dios y cómo puedes ser tú misma una bendición para otros.

Capítulo 6:
La Llave de la Creatividad
Dios te ha creado a Su imagen, y eso incluye la capacidad de crear. Te inspiraré a explorar y ejercitar tu creatividad, no solo en las artes, sino en cada aspecto de tu vida. Juntas desbloquearemos la creatividad que ha sido puesta en ti desde el principio.

Capítulo 7:
La Llave de la Identidad y Propósito

Finalmente, llegamos a la llave maestra. Aquí, hablaré sobre cómo puedes descubrir y abrazar tu identidad y propósito en Dios. Con historias personales y enseñanzas bíblicas, te mostraré cómo vivir de acuerdo con el diseño original que Dios tiene para ti.

Y mientras avanzamos en este viaje, te invito a mirar hacia el horizonte con expectación. El retiro de un día en Enero 2024 y el lanzamiento del planificador "Demos Gracias" están alineados con estos pasos y serán herramientas adicionales en tu camino hacia la salud y la prosperidad.

Que este libro no sea solo una lectura, sino una experiencia de transformación que te acerque más a Aquel que te conoce y te ama incondicionalmente. Estamos a punto de emprender el viaje más emocionante de todos: el viaje hacia la versión más sana y próspera de ti misma.

Con amor y bendición,

Rebeca Segebre

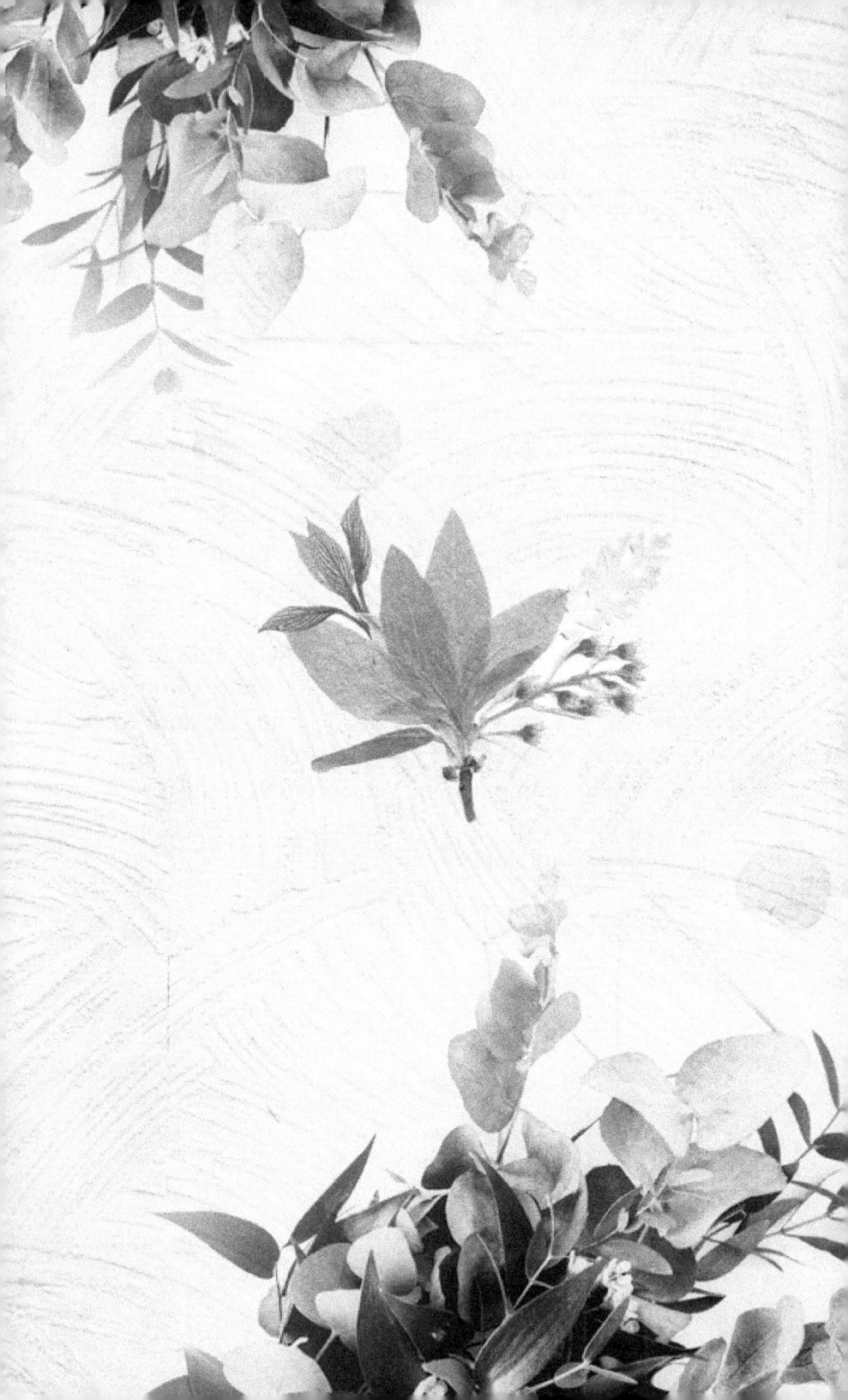

CAPÍTULO 1
La Llave de La Aceptación

En nuestro recorrido espiritual, la Llave de la Aceptación es esencial. Es aquella que nos permite abrazar nuestras realidades y, al mismo tiempo, tener la fe de que Dios puede transformarlas. Comprendamos juntas el poder de las afirmaciones divinas, esas declaraciones poderosas que reflejan no solo nuestros deseos, sino la verdad de lo que Dios dice sobre nosotras y ha prometido en Su palabra para nosotras.

Piensa en las afirmaciones divinas como semillas de prosperidad que plantas en el jardín de tu mente. Cuando sanamos y reconocemos nuestro camino hacia la salud integral, entramos en una etapa donde dichas afirmaciones son vitales. Dejamos atrás la noche y despertamos a un nuevo día lleno de luz, positividad y la certeza del perdón divino.

LA NOCHE SE ACABA

Querida hermana, recuerda el día en que decidiste que la noche se había terminado. Fue el momento en que reconociste el perdón y la redención en tu vida. Como Rebeca en la Escritura, entendiste que el perdón no es solo un acto de recibir sino también de dar. Aquella decisión marcó el alba de tu nueva existencia: una donde estás perdonada y eres capaz de perdonar a otros.

EL PODER DE LAS AFIRMACIONES DIVINAS

Ahora, nos centramos en ese poder transformador de las afirmaciones divinas, específicamente en relación con nuestros sueños. No estamos hablando de meros deseos o de palabras vacías repetidas como un mantra. Estas afirmaciones están arraigadas en lo que la Palabra de Dios declara sobre nosotros. Creemos en estas palabras no solo porque suenan bien, sino porque confiamos en quien las pronuncia.

LA CONFIANZA DE UN NIÑO

Considera la relación de confianza pura entre un padre y su hijo, como la de mi hija Julia, que cree en mi promesa de helado simplemente porque sabe quién soy: su madre, que la ama y quiere lo mejor para ella. De manera similar, cuando Dios nos promete algo, podemos confiar plenamente en que sucederá, porque Él es nuestro Padre fiel y amoroso.

AFIRMACIONES PODEROSAS PARA LA ACEPTACIÓN: "DIOS TE APRUEBA"

En el viaje hacia la aceptación y el amor propio, una de las verdades más transformadoras que podemos abrazar es que somos aprobados por Dios. Esta afirmación no se basa en nuestras obras o logros, sino en nuestra identidad en Cristo. A continuación, te presento una serie de afirmaciones poderosas que reflejan esta verdad, diseñadas para abrir tu corazón al amor incondicional de Dios y recordarte que Su aprobación es suficiente y eterna.

1. **Soy amado(a) y aprobado(a) por Dios tal como soy**
"Por lo tanto, ahora no hay condenación para los que están en Cristo Jesús." - Romanos 8:1

2. **La aprobación de Dios es la única que necesito**
"Porque no es el que se aprueba a sí mismo el que es aprobado, sino aquel a quien el Señor aprueba." - 2 Corintios 10:18

3. **En Cristo, soy suficiente y completo(a)**
"Y ustedes están completos en él, que es la cabeza de todo principado y potestad." - Colosenses 2:10

4. **Soy valioso(a) y digno(a) a los ojos de Dios**
"Pero Dios muestra su amor para con nosotros, en que siendo aún pecadores, Cristo murió por nosotros." - Romanos 5:8

5. **Mi identidad está en Cristo, no en mis logros o fracasos**
"De manera que si alguno está en Cristo, nueva criatura es; las cosas viejas pasaron; he aquí todas son hechas nuevas." - 2 Corintios 5:17

6. Dios me aprueba y eso me llena de fuerza y confianza
"El Señor tu Dios está en medio de ti, poderoso, él salvará; se gozará sobre ti con alegría, callará de amor, se regocijará sobre ti con cantares." - Sofonías 3:17

7. La gracia de Dios es mi mayor aprobación
"Porque por gracia sois salvos por medio de la fe; y esto no de vosotros, pues es don de Dios." - Efesios 2:8

Estas afirmaciones están basadas en las Escrituras y reflejan la verdad de que somos completamente aprobados y amados por Dios. Desde mi experiencia de enfrentar y superar la inseguridad y el autojuicio que trae el pecado y las malas decisiones del pasado, aprendí que la verdadera aprobación no se encuentra en mis acciones ni en las opiniones ajenas, sino en reconocer y aceptar quién soy en Cristo, más allá de mis acciones o el juicio de los demás y recibir Su gracia y perdón como verdaderos regalos. Estas afirmaciones son un recordatorio diario de que la aprobación divina trasciende nuestras limitaciones humanas y nos invita a vivir en la libertad y plenitud que se encuentra en la aceptación incondicional de Dios.

AFIRMACIONES PODEROSAS PARA PROSPERAR

Hablemos de afirmaciones específicas que nos ayudarán a prosperar:

- **"Dios acelera sus planes en mi vida":**

Esta es una afirmación de fe y expectativa. Puedes decirla con convicción porque sabes que Dios está obrando en tu vida de formas sorprendentes y a un ritmo que solo Él puede establecer.

- **"Estoy diseñada con un propósito divino":**

Al afirmar esto, te estás recordando que no estás aquí por accidente. Dios te formó con intención y te ha equipado para cumplir una función única en este mundo.

- **"Soy hija del Rey":**

Esta afirmación te centra en tu identidad esencial. Más allá de tus roles en la tierra, tu verdadera identidad es ser hija de Dios, y eso viene con herencia y promesas divinas.

UN PLAN Y DISCIPLINA PARA LA MENTE

Pero las afirmaciones por sí solas no son suficientes. Se requiere un plan y una disciplina mental para cambiar la forma en que pensamos y hablamos. Así como abandonamos el combustible dañino y nos alimentamos con lo bueno, debemos también renovar nuestras mentes constantemente con la verdad de Dios.

Querida lectora, he sido testigo de cómo Dios ha acelerado mis sueños y me ha llevado a lugares que nunca imaginé, como presidir la editorial Güipil, fundar Mujer Valiosa y una academia para escritores. Y todo comenzó con una mente sana y la disciplina de aferrarme a estas mismas afirmaciones divinas que he compartido contigo. Te invito a hacer lo mismo. Deja que las palabras de Dios moldeen tu mentalidad, para que puedas navegar hacia la plenitud y la prosperidad que Él tiene reservada para ti.

Con estos pensamientos anclados firmemente en tu alma, avancemos hacia la siguiente llave que nos abrirá aún más puertas hacia la sanidad y prosperidad.

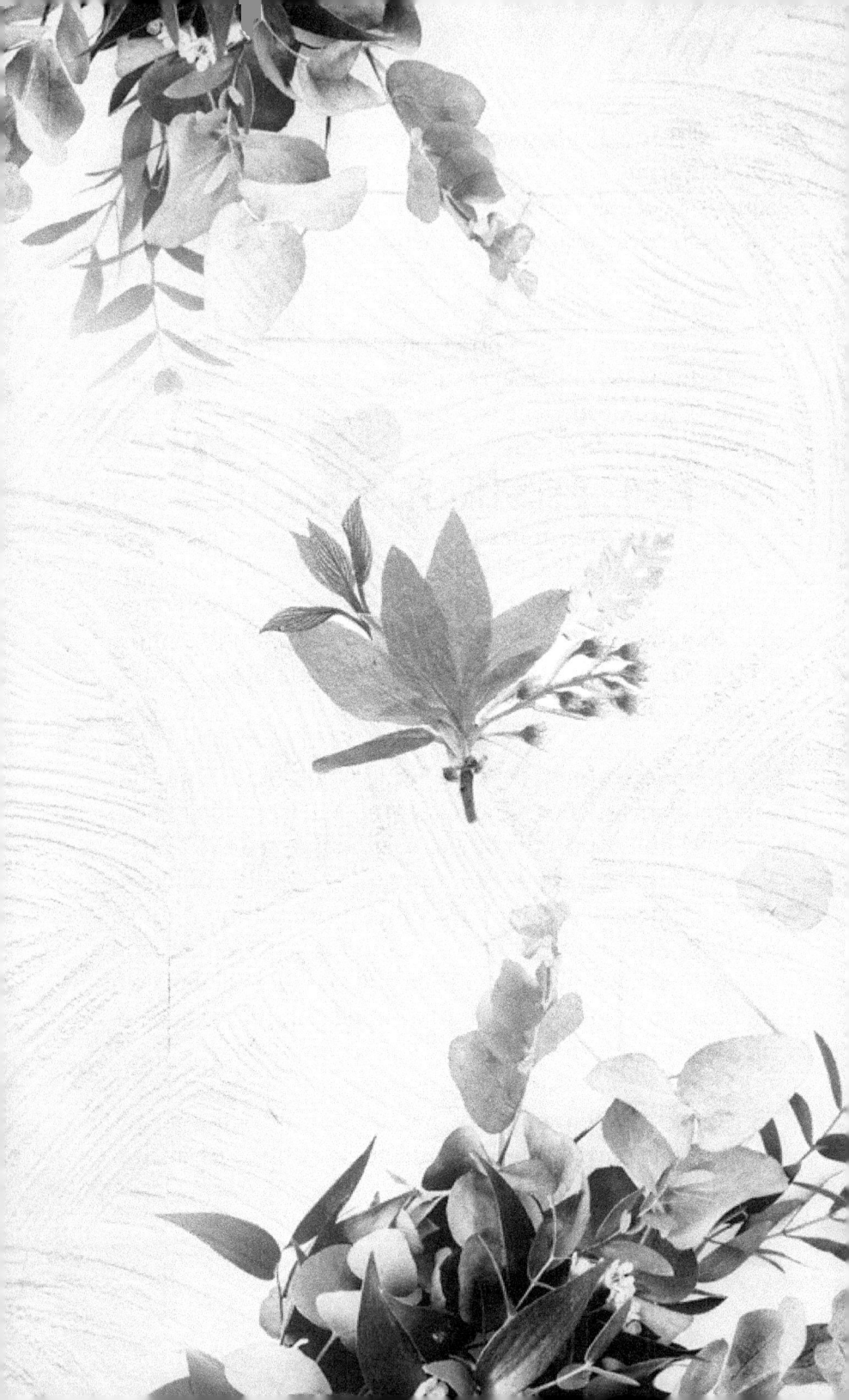

CAPÍTULO 2
La Restauración Multiplicada

En nuestra travesía hacia la sanidad y prosperidad, no podemos pasar por alto los sueños que llevamos en el corazón. Estos no son meras fantasías o anhelos pasajeros, sino semillas plantadas por el mismo Creador en lo profundo de nuestro ser. Y sí, como bien mencionamos, hay un tiempo divino para cada sueño, un tiempo donde esos planes que parecían detenidos cobran una velocidad sobrenatural.

EL ROBO RESTITUIDO

Pero, ¿qué sucede con aquellos sueños que sentimos que nos han sido robados? En nuestra jornada, como mujeres de fe, enfrentamos momentos de despojo, donde parece que las circunstancias, cual ladrón en la noche, nos han despojado de lo más preciso. Nos encontramos en esa encrucijada de la vida donde la voz del acusador intenta cubrirnos con la vergüenza y la culpa. "Es tu culpa", nos dice, señalando nuestras heridas como si fueran estigmas indelebles.

Sin embargo, hay un giro divino en esta narrativa, una promesa que resuena con el poder de la verdad eterna. En el instante en que identificamos al verdadero enemigo, cuando llamamos al ladrón por su nombre y declaramos su derrota, la promesa de Jesús de vida plena y abundante se activa en nosotras. Es aquí donde se cumple esa promesa de restitución, no solo a lo que era, sino siete veces más.

LA PROMESA DE SIETE VECES

La Biblia nos habla de esa compensación divina: por cada robo, una restitución de siete veces. ¿Por qué siete? En las Escrituras, el siete simboliza la completitud, la perfección. Es el ciclo completo de una creación acabada y una promesa cumplida. Es la manera de Dios de asegurarnos que no solo se repone lo perdido, sino que también se añade aquello que ni siquiera habíamos concebido.

EL EJEMPLO DE JOB

Job es el epítome bíblico de la pérdida y la restauración. Al igual que él, quizás has enfrentado situaciones extremas de adversidad, pérdida de salud, de seres queridos o de estabilidad material. Y, como Job, te aferras a esa esperanza de restauración. Recuerda que cuando Dios restaura, no se limita a devolver lo que fue arrebatado, sino que abunda en generosidad, dando más allá de lo que podríamos imaginar. Job recibió el doble de lo que perdió, y esta es la mínima medida de restauración que Dios tiene para sus hijos.

DECLARANDO LA RESTAURACIÓN

Como hijas del Altísimo, tenemos el privilegio y el derecho de declarar esta verdad sobre nuestras vidas. La Palabra de Dios es infalible y cuando declaramos estas promesas, estamos alineando nuestra realidad con su voluntad divina.

- *"Lo que me fue robado, me será restituido siete veces"*: Esta declaración es un acto de fe y una expectativa de justicia divina.

- *"Dios restaura mi vida con abundancia"*: Afirmamos que nuestra restauración será completa y rebosante, llena de bendiciones inesperadas.

- *"Soy objeto de la generosidad divina"*: Reconocemos que somos valiosas para Dios y que su generosidad hacia nosotras es infinita.

CAMINANDO HACIA LA PLENITUD

Con estas verdades afianzadas en el alma, continuamos avanzando en nuestro GPS divino hacia una vida de plenitud. La Llave de la Aceptación nos ha abierto la primera puerta, y ahora, la Restauración Multiplicada nos impulsa hacia adelante, con la esperanza renovada de que lo mejor de Dios aún está por manifestarse en nuestras vidas. No es el final del camino, sino el comienzo de un nuevo capítulo en nuestra historia, escrito por la mano de un Dios que ama devolvernos, en sobreabundancia, todo aquello que fue usurpado.

Mujer sana y próspera, prepárate para recibir, porque lo que Dios tiene para ti supera tus más atrevidos sueños. Adelante, hay mucho más por descubrir en este viaje sagrado.

CAPÍTULO 3
La Llave de la Seguridad

Con la restitución multiplicada ya anclada en nuestro corazón, navegamos hacia el siguiente punto en nuestro GPS para una vida sana y próspera: la seguridad en Dios. Esta seguridad no es un simple estado de ánimo o una convicción pasajera, sino una fortaleza indestructible construida sobre las promesas de Aquel que es inmutable.

EL MANTO DE ALEGRÍA

La Palabra nos promete un intercambio sobrenatural: un manto de alegría en lugar de luto. Esta no es una alegría superficial, dictada por las circunstancias, sino una que surge del conocimiento profundo de que Dios desea para nosotros una vida plena y abundante. Al recibir este manto de alegría, estamos haciendo un acto consciente de entrega y recepción. Entregamos al Señor nuestro luto, nuestras tristezas y a cambio, nos revestimos de una alegría que penetra hasta los huesos, una alegría que es nuestra fortaleza.

DOBLE RECOMPENSA Y ACELERACIÓN DIVINA

Así como Job fue restituido con el doble, nosotros también reclamamos esa doble recompensa. Declaramos con convicción que Dios acelera los planes para nuestras vidas. Esto no es un mantra vacío, sino una afirmación basada en la realidad de lo que Dios ha prometido para todos sus hijos. Así, podemos afirmar con audacia que lo que no se alinea con el plan divino para nuestras vidas está sujeto a cambio.

SUJETO A CAMBIO

¿Cómo podemos, entonces, osar decir que la enfermedad, la pobreza y la tristeza están sujetas a cambio? Porque estas no forman parte del diseño original de Dios para nosotros. La vida que Jesús vino a dar es una vida abundante y completa. Por tanto, cualquier cosa que se interponga en ese diseño—enfermedad, carencia, desesperanza—no tiene otra opción más que ceder ante la autoridad de la Palabra de Dios.

CONSTRUYENDO NUESTRA SEGURIDAD

La seguridad en Dios se construye a través de la afirmación constante de su verdad. Es un proceso dinámico en el que cada promesa que recibimos y cada verdad que afirmamos actúa como un ladrillo que fortalece nuestra fortaleza de fe. Esta seguridad no fluctúa con las olas de las circunstancias; se mantiene firme porque está cimentada en lo que Dios es y lo que Él ha prometido.

- **"Recibo el manto de alegría y entrego mi luto"**: A través de esta transacción espiritual, experimentamos la verdadera alegría que Dios tiene para nosotros.

- **"Reclamo la doble recompensa y la aceleración de mis sueños"**: Aferrándonos a esta promesa, esperamos ver la multiplicación y el cumplimiento divino en cada área de nuestra vida.

- **"Declaro que lo que no está alineado con el plan de Dios para mi vida está sujeto a cambio"**: Esta es una declaración de dominio y autoridad que tenemos en Cristo.

En este capítulo, Mujer Sana y Próspera, te invito a que profundices en esta seguridad. Haz de estas afirmaciones divinas el fundamento de tu vida. A medida que lo haces, verás cómo la realidad que te rodea comienza a alinearse con la realidad del Reino.

La seguridad en Dios no es un destino; es el camino por el cual caminamos día a día, paso a paso, hacia la plenitud de la vida que Él ha prometido.

CAPÍTULO 4
La Llave de La Prosperidad

La prosperidad es un jardín que florece con diversidad: tiene flores de salud, árboles de riqueza material, y el aroma dulce del bienestar espiritual y emocional. En este jardín, no solo se cosechan frutos tangibles, sino también se cultiva la riqueza que nace de una relación íntima con el Creador.

PROSPERIDAD REDEFINIDA

La cruz del Calvario fue el punto de inflexión donde Jesús asumió nuestras enfermedades y dolencias para que fuéramos libres de ellas. Esta libertad es un componente clave de la prosperidad en la vida de una Mujer Sana y Próspera. La enfermedad, tanto física como espiritual, no tiene cabida en el plan de prosperidad de Dios. Asumiendo esta verdad, nos posicionamos en paciencia y fe, aguardando las promesas del Señor.

PENSAMIENTOS ALINEADOS CON LA PROSPERIDAD

Los pensamientos de duda y temor hacia el fracaso, especialmente en emprendimientos y nuevas direcciones en la vida, deben ser confrontados. Estos no son simplemente pensamientos negativos; son barreras que impiden la manifestación de la prosperidad. Tienes el poder de cambiar esos pensamientos. Declarar que lo que no está alineado con el plan de Dios para tu vida está sujeto a cambio es vital. No se trata de una mera esperanza, sino de una expectativa activa de que el Señor está trabajando para alinear todo según su propósito.

ALINEACIÓN CON EL PROPÓSITO DIVINO

Cada área de tu vida—tu salud, tus finanzas, tus relaciones personales—debe alinearse con el plan de Dios. Si tu matrimonio o tu relación con tus hijos enfrenta desafíos, la declaración poderosa de que "esto se tiene que alinear con el plan de Dios para mi vida" es un acto de fe. La promesa de que "yo y mi casa serviremos al Señor" no es solo una esperanza, sino una afirmación de que la salvación y todas sus implicaciones ya son tuyas.

LA SALVACIÓN COMO FUNDAMENTO

La salvación es la llave maestra de la prosperidad. Es la certeza que se afirma en la Palabra de que al creer en el Señor Jesucristo, tú y toda tu casa serán salvos. Esta promesa va más allá de la salvación espiritual; abre la puerta a la sanidad, la armonía en las relaciones y la prosperidad en todas sus formas.

CULTIVANDO LA PROSPERIDAD

Para cultivar esta prosperidad:

• **Planta semillas de fe** y riega con afirmaciones positivas que estén en línea con las promesas de Dios.

• **Arranca las malas hierbas de la duda y el temor** que amenazan con sofocar tus plantaciones.

• **Fertiliza con la Palabra de Dios**, permitiendo que sus verdades nutran y fortalezcan tus convicciones.

• **Vigila con oración**, manteniendo tu jardín protegido de las plagas de negatividad.

• **Celebra cada brote y cada flor**, sabiendo que son el preludio de una cosecha abundante.

En este capítulo, caminaremos por este jardín, reconociendo cada elemento que contribuye a nuestra prosperidad. Aprenderemos a cuidar nuestro jardín con diligencia, confiando en que, con la ayuda del Señor, nuestra prosperidad será tan diversa y plena como la vida que Él vino a darnos.

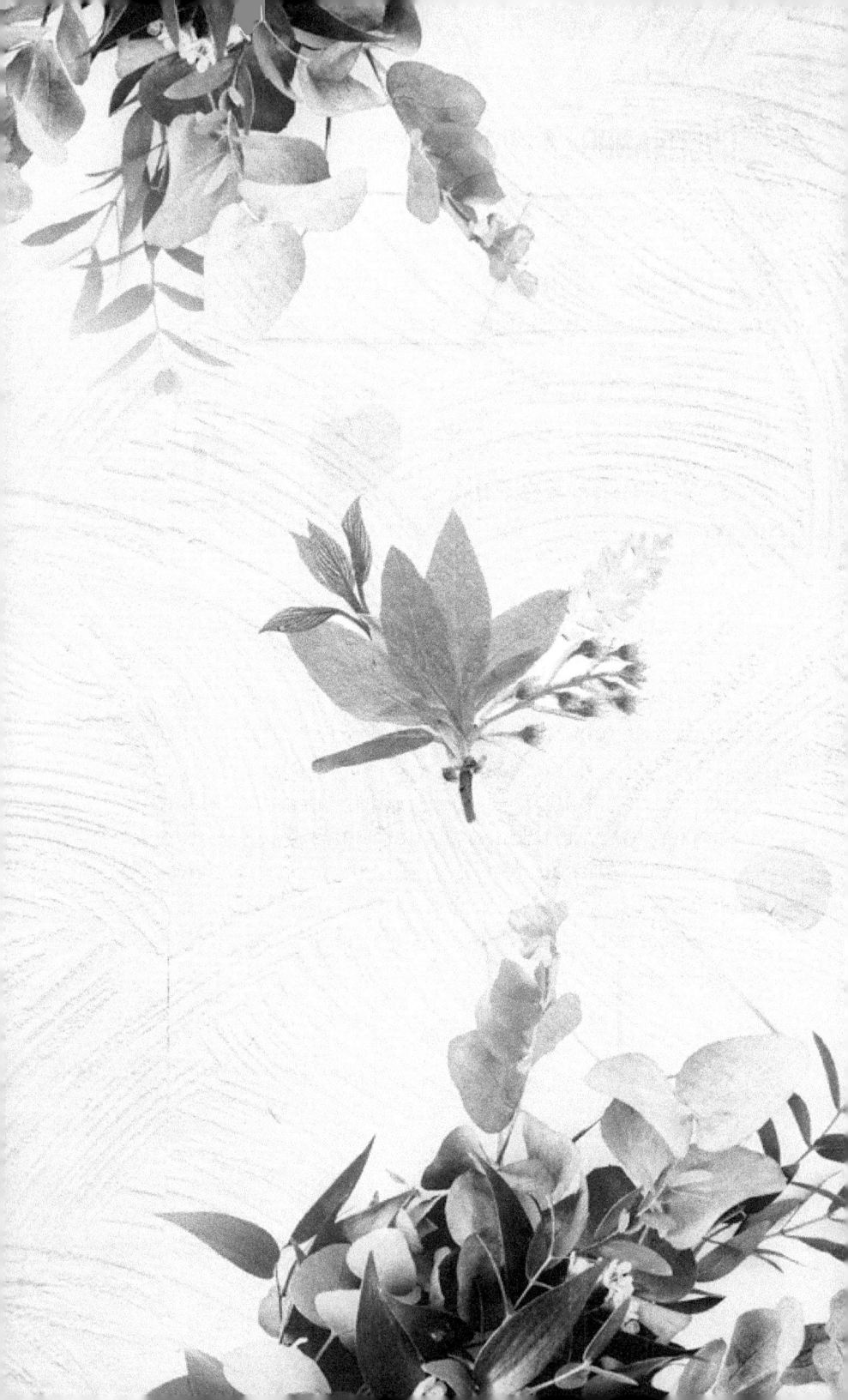

CAPÍTULO 5
La Llave de La Bendición

Ser bendecida es reconocer el flujo constante de la gracia de Dios en tu vida. Este capítulo es una invitación a sumergirte en las aguas vivificantes de la bendición divina y a aprender cómo, a través de tu vida, estas mismas aguas pueden fluir hacia los demás.

VIVIENDO LA VIDA ABUNDANTE

En Juan 10:10, Jesús declara Su propósito de otorgarnos una vida plena y abundante. Esta abundancia no se limita a lo material; es integral, abarcando cuerpo, mente y espíritu. La plenitud de vida que Jesús ofrece es la esencia misma de la bendición de Dios. Pero, ¿cómo vivimos esto en la práctica?

SANIDAD Y LIBERTAD

El Señor llevó sobre sí nuestras enfermedades y dolencias, y por sus llagas hemos sido sanados. Esta es la promesa de sanidad que debemos abrazar. Cuando te sientes oprimido, desanimado o enfermo, recuerda que estás llamado a vivir en libertad. Las prisiones de la enfermedad, la opresión y la pobreza no pueden retenernos porque el poder de la resurrección de Cristo trabaja dentro de nosotros.

ALINEACIÓN DE PALABRAS Y ACCIONES

Tus palabras y tus acciones deben estar en armonía con lo que Dios está obrando en tu vida. Declara la salud, la libertad y la prosperidad en todas sus formas. Habla con fe y vive con esperanza, sabiendo que la bendición de Dios está obrando en ti y a través de ti.

LA ESPERANZA COMO ANCLA

La fe y la esperanza son tus anclas en el proceso de alineación con el plan de Dios. La esperanza no es un deseo pasivo; es una expectativa activa que guía tus palabras y acciones. Cuando alineas tu vida con las promesas de Dios, incluso el proceso, con sus altibajos, se convierte en una oportunidad para experimentar la felicidad de confiar en Él.

SER UNA BENDICIÓN PARA OTROS

Además de vivir bendecidos, estamos llamados a ser conductos de bendición. Cuando entendemos que somos favorecidos por Dios, naturalmente queremos extender esa gracia a los demás. Ya sea a través de palabras de aliento, actos de servicio o simplemente una presencia pacífica y alegre, cada mujer tiene el potencial de ser una fuente de bendición.

CULTIVANDO UNA ACTITUD DE BENDICIÓN

Para ser una Mujer Sana y Próspera:

- **Recibe cada día con gratitud**, sabiendo que cada momento es una oportunidad para experimentar la gracia de Dios.

- **Busca oportunidades para bendecir a otros**, no solo en grandes gestos, sino también en las pequeñas acciones cotidianas.

- **Mantente abierta a recibir bendiciones**, a veces vienen de las formas y lugares más inesperados.

- **Celebra las victorias**, tanto las tuyas como las de los demás, como evidencia de la bendición de Dios en acción.

- **Aférrate a las promesas de Dios** en los momentos difíciles, recordando que Él es fiel para completar la obra que ha comenzado en ti.

En este capítulo, descubriremos que vivir bendecidos y ser una bendición para otros son dos caras de la misma moneda. A través de las enseñanzas de Jesús, veremos cómo cada aspecto de nuestras vidas puede transformarse y cómo podemos convertirnos en agentes de cambio, llevando la bendición de Dios al mundo que nos rodea.

CAPÍTULO 6
La Llave de La Creatividad

En el espejo de la creación, vemos reflejada la imagen de un Dios creador. Y como sus hijas e hijos, hemos heredado esa chispa divina de creatividad. Este capítulo es un viaje al corazón de nuestra capacidad de crear, de innovar, de transformar nuestra realidad con la misma potencia que se nos fue dada en el aliento primigenio de la vida.

FRUCTÍFERA EN CADA TEMPORADA

Siguiendo las palabras de Jesús en Juan 15, no estamos destinadas a llevar solo algo de fruto, sino a una abundancia de él. Cada obra de nuestras manos, cada pensamiento innovador, cada solución creativa, es una expresión de esa capacidad de fructificar. Eres llamada a ser fructífera, no solo en el trabajo sino en todas las áreas de tu vida, porque tu creatividad es una extensión de tu identidad en Dios.

UNIDOS AL CREADOR, DESATAMOS LA CREATIVIDAD

Separados de Dios, nuestras obras carecen de la vitalidad que Él otorga. Unidos a Él, no hay límite para lo que podemos crear. Nuestros frutos, únicos y diversos, no solo son un tributo a nuestra individualidad sino que también traen gloria a Dios.

AFIRMACIONES DIARIAS Y TRABAJO UNGIDO

Cada día es una nueva página en blanco, una oportunidad para afirmar quién eres y lo que estás destinada a crear. "Soy una mujer próspera, soy una mujer fructífera", estas afirmaciones no son solo palabras, son declaraciones de realidad que se están formando. Con la unción de Dios, encontrarás en tu trabajo diario la creatividad, el deseo y la facilidad para llevar a cabo tareas que resulten en un fruto que glorifica a Dios y beneficia tu vida.

MENTORÍA Y CRECIMIENTO MENSUAL

La comunidad es fundamental en este camino de creatividad y crecimiento. En nuestra comunidad VIP Mujer Valiosa, a través de una mentoría mensual, se proporciona una estructura y un enfoque que permite a cada mujer explorar diferentes aspectos de su creatividad y potencial. Este acompañamiento es vital, ya que juntas, paso a paso, abrimos las puertas de nuevas posibilidades y aprendemos a aplicar las llaves que nos llevarán a progresar en nuestro caminar con Dios y en nuestro despliegue creativo.

PASOS PRÁCTICOS PARA CULTIVAR LA CREATIVIDAD:

1. **Establece rutinas diarias de afirmación** que refuercen tu identidad como creadora.

2. **Busca la inspiración en la palabra de Dios**, permitiendo que sus verdades moldeen tus ideas y proyectos.

3. **Involúcrate en actividades que estimulen tu creatividad**, ya sea arte, escritura, diseño, música o cualquier otra forma de expresión.

4. **Rodéate de una comunidad que apoye y aliente tu crecimiento creativo**, aprovechando la mentoría y los recursos que ofrece.

5. **Reflexiona mensualmente sobre tu progreso**, adaptando tus metas y proyectos a las temporadas de tu vida.

La creatividad es tu herencia y tu llamado. Al abrazarla, te alineas con la naturaleza divina dentro de ti y te abres a un mundo de infinitas posibilidades. Con cada capítulo de tu vida, estás escribiendo una historia de creación que es única, que es poderosa, y que es tuya.

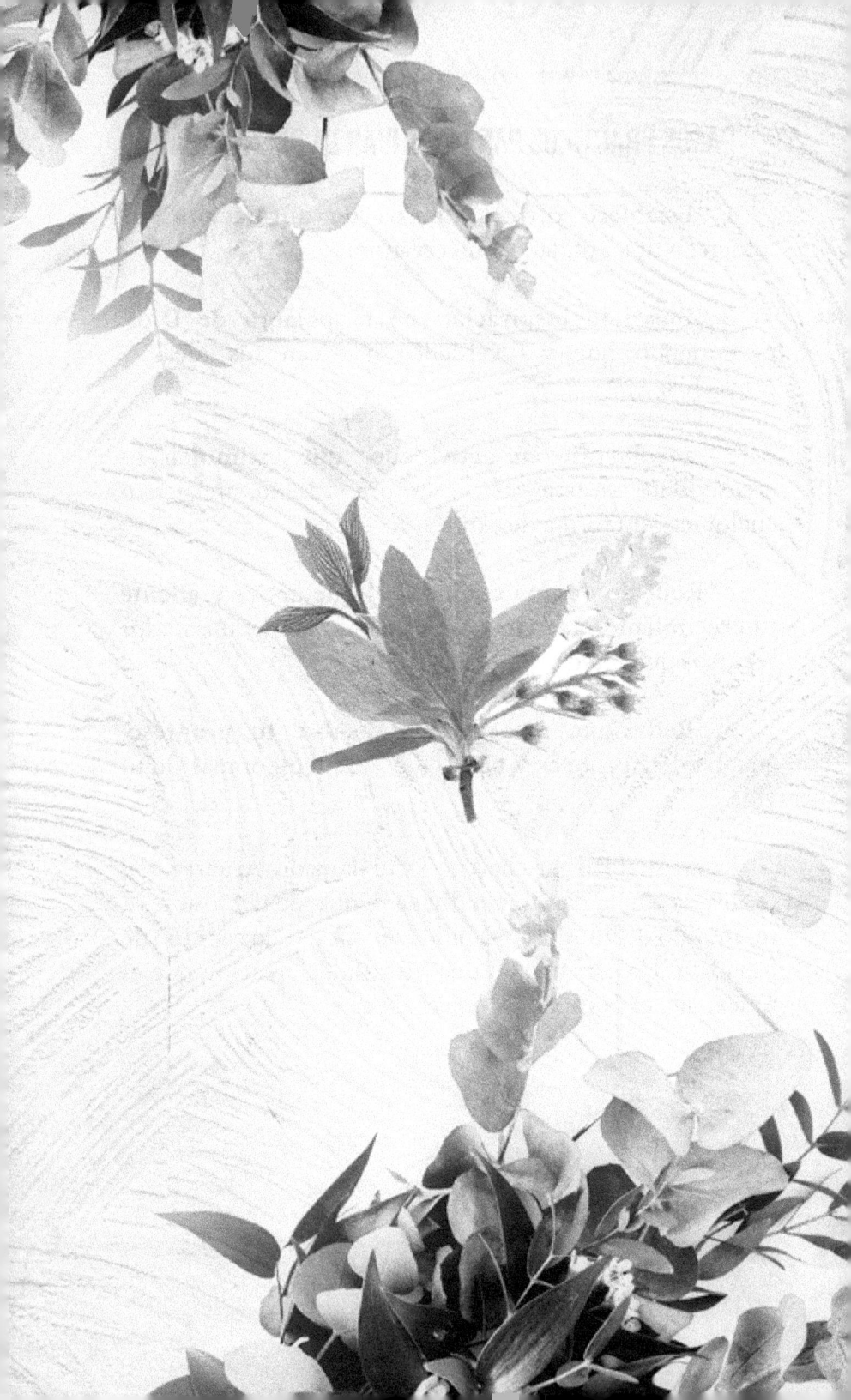

CAPÍTULO 7
La Llave de La Identidad y Propósito

Al adentrarnos en la búsqueda de nuestra identidad y propósito, descubrimos que esta llave maestra no es otra cosa que la revelación profunda de quiénes somos en Dios y para qué hemos sido creadas. No hay mayor aventura que descubrir el diseño original que el Creador ha dispuesto para cada una de sus criaturas, y al abrazar nuestra identidad divina, empezamos a vivir en la plenitud de ese propósito.

La Disciplina de Observar lo Bueno
El mundo a menudo se presenta caótico y desafiante, y es fácil dejarse llevar por la corriente de negatividad. No obstante, la disciplina del agradecimiento nos ancla a la realidad de las bendiciones presentes. El acto de agradecer cambia nuestra perspectiva; empezamos a ver no solo lo bueno que ya tenemos sino que también nos abrimos a percibir nuevas bendiciones.

EL AGRADECIMIENTO COMO PUNTO DE PARTIDA

La queja y la murmuración nos atan a un ciclo de negatividad, pero cuando decidimos agradecer, hacemos un acto de rebeldía contra la desesperanza. Cada "gracias" es una afirmación de que hay bondad en nuestras vidas digna de ser reconocida y celebrada. A medida que desarrollamos la práctica del agradecimiento, nutrimos emociones positivas que, a su vez, fortalecen nuestra identidad.

LAS EMOCIONES POSITIVAS Y SU PODER

Las emociones negativas como la ira y el enojo pueden ser destructivas, pero las emociones positivas son constructivas y tienen el poder de transformar nuestra realidad. El agradecimiento, al igual que el amor, nos coloca en un estado de recepción y nos prepara para experimentar otras emociones positivas como la esperanza y la inspiración.

AGRADECIMIENTO: EL ALIMENTO DE LA ESPERANZA

Cuando practicamos el agradecimiento, no solo estamos expresando contentamiento, sino que estamos alimentando nuestra fe y esperanza. El agradecimiento nos prepara para recibir más de lo que la vida tiene para ofrecernos y nos alinea con las posibilidades que Dios ha dispuesto.

AFIRMA TU IDENTIDAD EN EL AMOR DE DIOS

La primera y más esencial afirmación es "Soy amada porque Dios me ama". Esta verdad fundamental debe ser el pilar sobre el cual construyes tu comprensión de quién eres. Al saber que eres amada por Dios, te ves a ti misma a través de los ojos del amor eterno, lo cual es clave para entender tu verdadera identidad y propósito.

CELEBRANDO EL CAMINO RECORRIDO

El orgullo de la realización, de terminar algo que has comenzado, es una poderosa afirmación de tu capacidad y determinación. Al celebrar tus logros, como completar un curso, leer este libro o dar un paso hacia tu desarrollo personal, estás afirmando tu valor y tu habilidad para cumplir con el propósito que Dios tiene para ti.

AGRADECER PARA AVANZAR

El agradecimiento no es solo una práctica aislada, sino una forma de vida que te mantiene firme en tu identidad y propósito divinos. Al adoptar una mentalidad de gratitud, te posicionas para avanzar hacia la plenitud de la vida que Jesús prometió, una vida abundante en la que tu identidad y propósito se manifiestan con claridad, llevándote a ser una mujer sana y próspera en todas las dimensiones de tu vida.

Finalmente, el agradecimiento sustenta la fe y alimenta la esperanza. ¿porque alimenta la esperanza? Porque agradecer es recordar en "positivo" y cuando recuerdo con gratitud, entonces me lleno de esperanza al creer que aquello que hoy espero, mañana podría estarlo agradeciendo.

Permíteme expresarlo en poema para reflexionar profundamente en el poder del agradecimiento. Te invito a meditar en las palabras de mi poema titulado "En los Jardines del Agradecimiento" parte de mi poemario "Meditaciones al Amanecer":

En los Jardines del Agradecimiento

"Agradecer es recordar con luz.
Al agradecer, las sombras se desvanecen,
y en su lugar, brota un jardín de luz.
Cada flor, un recuerdo en positivo,
cada pétalo, un canto a la vida.

El gozo, entonces, no es un visitante fugaz,
sino un habitante eterno de mi corazón.
Porque recordar con gratitud
es pintar la vida con los colores del amanecer.

La fe se nutre de una semilla, pequeña y brillante:
el agradecimiento, un manjar para el alma.

¿Por qué alimenta la esperanza, preguntas?
Porque en cada gracias que murmura el corazón,
hay un eco de recuerdos dorados,
un carrusel de momentos, dulces y claros.

*Recordar con gratitud,
es como danzar bajo la lluvia de la gracia;
cada gota, una promesa,
un reflejo de lo que podría ser.*

*Así con la gratitud, me lleno de esperanza,
con cada recuerdo bordado de "gracias".
Hoy, mis esperanzas que son solo susurros,
mañana, serán cantos de alabanza.*

*En el jardín del agradecimiento,
donde cada recuerdo florece,
allí, la esperanza se nutre,
y en sus pétalos, encontramos la paz."*

- Rebeca Segebre

Parte 4

Los pilares de Transformación

INTRODUCCIÓN

Al adentrarnos en la cuarta y última parte de nuestro viaje transformador en "*Mujer Sana y Próspera*", nos encontramos ante un umbral de cambio y crecimiento. Esta sección, titulada "Pilares de Transformación", marca el punto donde consolidaremos lo aprendido y lo aplicaremos de manera práctica en nuestras vidas. Cada lección absorbida, cada revelación experimentada y cada paso adelante que hemos dado, nos han preparado para este momento crucial. Aquí, nos enfocaremos en fortalecer esos pilares fundamentales que sustentarán no solo nuestra salud y prosperidad, sino que también nos guiarán hacia una vida de plenitud y propósito.

Los retos que hemos enfrentado, la depresión, la ansiedad, las relaciones tóxicas, la incertidumbre en nuestros caminos, y los dolorosos recuerdos del pasado - son, en realidad, los cimientos sobre los cuales construiremos nuestra fortaleza. Aunque parezcan obstáculos insuperables, son ellos quienes nos han llevado a este punto de transformación. Aquí, en esta etapa decisiva, nuestras elecciones no solo definirán nuestro destino, sino que también reafirmarán nuestra fuerza y resiliencia.

Los "Pilares de Transformación" que exploraremos son más que simples disciplinas; son herramientas poderosas diseñadas para cambiar nuestra percepción y, con ello, la realidad que nos rodea. Estos principios, aplicados con consistencia y dedicación, producirán cambios profundos y duraderos, permitiéndonos caminar en la identidad y propósito que Dios ha trazado para cada una de nosotras.

PILAR NÚMERO UNO
Aplicar las Afirmaciones Divinas

En nuestro primer pilar, nos sumergiremos en el poder de las afirmaciones divinas. Estas no son meras palabras, sino declaraciones cargadas de poder que reflejan nuestra verdadera identidad en Dios.

PILAR NÚMERO DOS
Mentoría Integral: Más que Solo Consejos

El segundo pilar se centra en la vital importancia de la mentoría. Aquí, aprenderemos cómo buscar y aprovechar la sabiduría y experiencia de mentores que nos ofrezcan no solo consejos, sino ejemplos vivos de una vida sana y próspera.

PILAR NÚMERO TRES
Crecimiento en Comunidad

El tercer y último pilar enfatiza la importancia del crecimiento en comunidad. Reconocemos que este viaje no es solitario; juntas, en una comunidad de apoyo, amor y comprensión, podemos alcanzar una prosperidad más significativa y profunda.

En esta sección final, te invito a sumergirte con valentía en estos Pilares de Transformación. Deja que te transformen y renueven. Abraza este llamado a una vida de mayor salud, prosperidad y propósito. Recuerda, este no es el final de tu viaje, sino un nuevo comienzo, un paso adelante hacia la mujer que estás destinada a ser.

CAPÍTULO 1
Pilar Número Uno: Aplicar Las Afirmaciones Divinas

En este primer pilar crucial de nuestro libro "Mujer Sana y Próspera", nos enfocamos en la fuerza transformadora de las afirmaciones divinas. Estas afirmaciones no son simplemente palabras; son declaraciones poderosas que reflejan nuestra verdadera identidad en Dios. A través de ellas, no solo reafirmamos nuestra fe, sino que también nos empoderamos en nuestra vida diaria.

LA FUERZA DE LAS PALABRAS

Las palabras tienen un poder increíble. Pueden levantar o destruir, pueden sanar o herir. En el contexto de las afirmaciones divinas, las palabras se convierten en un puente entre nuestra realidad y nuestras aspiraciones espirituales. Al pronunciar estas afirmaciones, estamos eligiendo aferrarnos a la verdad de lo que Dios dice de nosotros, en lugar de a las mentiras o heridas del pasado.

COMPENDIO DE AFIRMACIONES DIVINAS

He compilado un compendio de afirmaciones divinas, puedes encontrarlas todas en el apéndice de este libro, cada una cuidadosamente seleccionada y arraigada en la verdad de la Escritura. Estas afirmaciones están diseñadas para ofrecer consuelo, fortaleza y renovación espiritual. Se dirigen a sentimientos de rechazo, abandono, menosprecio y falta de perdón, transformándolos en una sensación de aceptación, amor, valor y liberación.

POR EJEMPLO:

- **Frente al Rechazo**

"Soy amada y aceptada por Dios, una hija preciosa en Su reino."

- **Contra el Abandono**

"Dios está siempre conmigo; nunca me dejará ni me abandonará."

- **Contra el Menosprecio**

"Soy valiosa y digna a los ojos de Dios; mi valor no se mide por las opiniones de otros."

- **Frente a la Falta de Perdón**

"Estoy perdonada y liberada; Dios me ha dado un nuevo comienzo lleno de esperanza y amor."

Para incorporar estas afirmaciones en nuestra vida diaria, sugiero crear un ritual matutino o vespertino donde puedas meditar en ellas. Encuentra un lugar tranquilo, respira profundamente, y repite las afirmaciones con convicción. Visualiza cómo cada palabra llena tu espíritu, reemplazando la duda y el miedo con fe y confianza.

EL PODER DE LA REPETICIÓN

La repetición es clave en este proceso. Al repetir estas afirmaciones, no solo las memorizamos, sino que también permitimos que se arraiguen en nuestro corazón y mente. Con el tiempo, comenzarás a ver cambios significativos en tu percepción de ti misma y en cómo enfrentas los desafíos de la vida.

Este primer pilar, "Aplicar las Afirmaciones Divinas", es el comienzo de un viaje hacia una comprensión más profunda de nuestro valor y propósito en Dios. A medida que avanzamos en este camino, permitamos que estas palabras de verdad y poder se conviertan en el fundamento sobre el cual construimos nuestras vidas.

Recuerda, eres amada, valiosa y destinada a un propósito grandioso. Estas afirmaciones son tu armadura espiritual en este viaje hacia una vida sana y próspera.

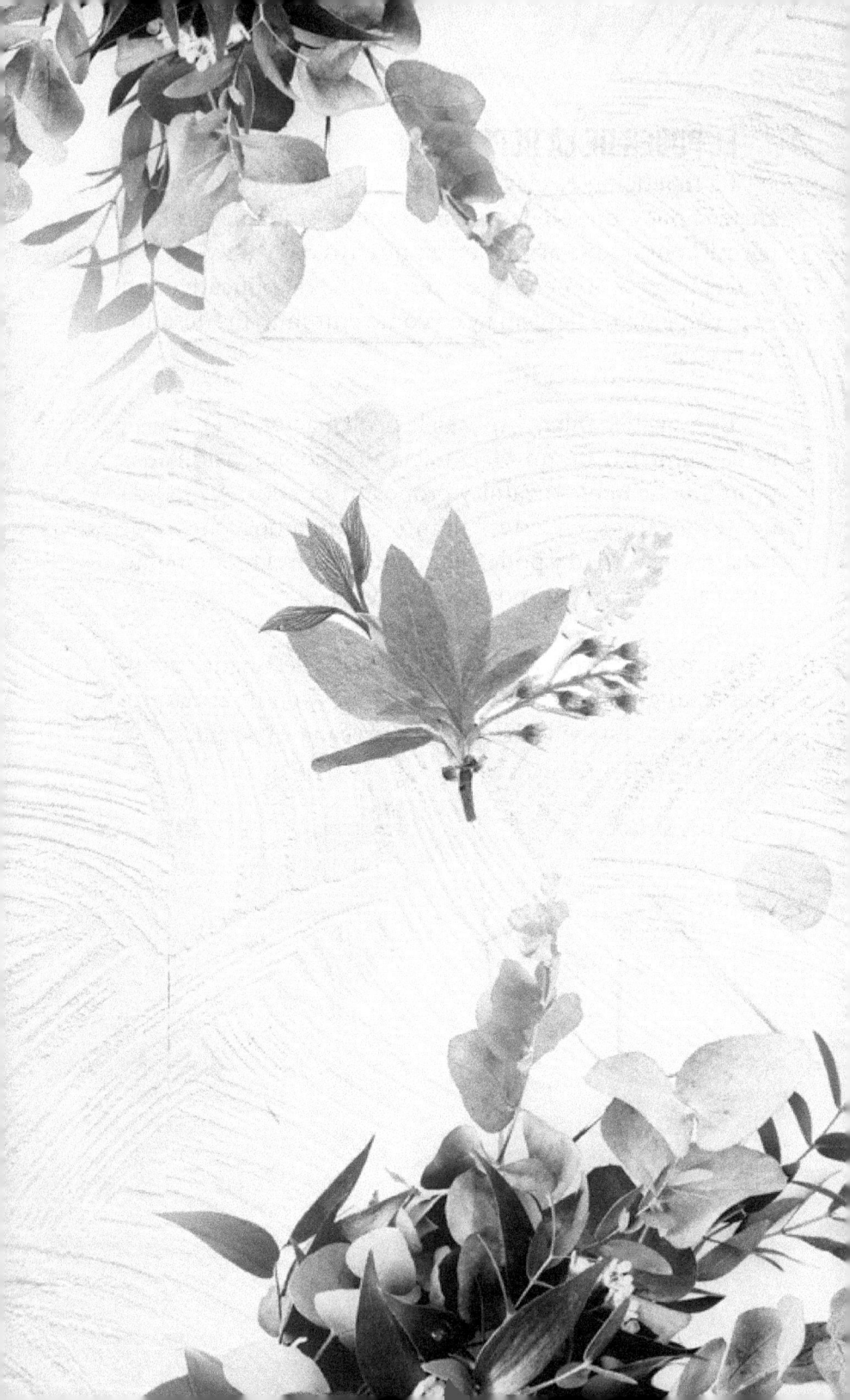

CAPÍTULO 2
Pilar Número Dos - Mentoría Integral: Más que Solo Consejos

LA ESENCIA DE LA MENTORÍA INTEGRAL

En este segundo pilar esencial de "Mujer Sana y Próspera", exploramos la mentoría integral, una faceta clave en nuestro camino hacia la sanación y prosperidad. Como tu mentora, mi compromiso va más allá de ofrecerte simples consejos. Juntas, compartiremos recetas para nutrir tanto la mente como el cuerpo, adoptaremos actividades diarias enriquecedoras y disfrutaremos de momentos de risa y afirmación que nos recordarán constantemente nuestro valor y la importancia del amor propio.

EL MÉTODO PROBADO

A lo largo de la última década, he buscado incansablemente en la Palabra de Dios y en los hallazgos de la ciencia moderna, claves para alcanzar una vida abundante y plena. Este método que te presento no es un experimento pasajero; es el resultado de años de refinamiento, estudio y experiencia personal. Lo he transformado en un camino de crecimiento que, cuando se comparte en comunidad, adquiere una potencia extraordinaria.

LA IMPORTANCIA DE COMPARTIR EL CAMINO

El viaje hacia la sanación y la plenitud puede parecer arduo y solitario si se emprende en soledad. Sin embargo, el trayecto se torna más llevadero y enriquecedor cuando lo compartimos. Como tu mentora, ya he transitado por caminos similares a los que ahora tú enfrentas. Mi experiencia y aprendizaje son luces que pueden guiarte, haciéndote ahorrar tiempo y esfuerzo, y ayudándote a evitar los obstáculos que yo misma encontré.

EL CAMINO MÁS CORTO CON UN MENTOR

En nuestra travesía juntas, descubrirás que el camino se hace más corto. La mentoría no solo proporciona una ruta más clara y definida, sino que también ofrece el apoyo y la motivación necesarios para superar los retos. Juntas, alcanzaremos metas que individualmente podrían parecer inalcanzables.

MÁS QUE SOLO CONSEJOS: UNA RELACIÓN TRANSFORMADORA

En nuestra relación de mentoría, encontrarás un

espacio seguro para compartir tus dudas, tus miedos, tus sueños y tus éxitos. No se trata solo de recibir consejos, sino de participar en un intercambio de vida, donde tus experiencias y las mías se entrelazan para crear un camino de crecimiento mutuo.

Este segundo pilar, "Mentoría Integral: Más que Solo Consejos", es una invitación a caminar juntas. Te ofrezco mi mano, mi corazón y mi sabiduría, no solo como guía, sino como compañera en este hermoso viaje de transformación. Juntas, avanzaremos hacia la realización de tus sueños y el descubrimiento de tu potencial pleno.

TESTIMONIOS DE MENTORÍA INTEGRAL

Testimonio de Raquel

"Unirse a 'Mujer Valiosa' bajo la guía de esta increíble mentora ha sido una bendición en mi vida. Realmente creo que Dios te ha guiado en este ministerio, un ministerio dedicado a levantar a la mujer. Como mujeres latinas, muchas de nosotras hemos pasado por situaciones extremadamente difíciles y dolorosas. Desde la infancia, enfrentamos el menosprecio y la humillación, y lamentablemente, a veces estas cicatrices nos acompañan hasta la adultez. Pero en este espacio, he encontrado una sanación y un empoderamiento extraordinarios. Dios te está usando de una manera hermosa y maravillosa para levantar a mujeres como yo. Estoy segura de que hay muchas otras que, como yo, han sido bendecidas y transformadas a través de tu mentoría."

Testimonio de una Participante Anónima

"Ser parte de 'Mujer Valiosa' ha sido una experiencia transformadora. La mentoría que he recibido no solo me ha brindado consejos, sino también una comprensión más profunda de mi valor como mujer. Las experiencias de menosprecio y humillación que viví desde niña me hicieron sentir pequeña e insignificante. Pero aquí, he aprendido a verme a través de los ojos de Dios y a reconocer mi propia valía. Esta mentoría ha sido una luz en mi camino, guiándome hacia una vida de dignidad y fortaleza. Estoy eternamente agradecida por cómo este ministerio me ha levantado y transformado."

Testimonio de María

"Participar en el grupo 'Mujer Valiosa' ha cambiado mi vida. Antes de unirme, me sentía atrapada en un ciclo de menosprecio y auto humillación, una sombra de mi pasado que parecía seguirme a todas partes. Pero la guía amorosa y las enseñanzas de nuestra mentora han sido como un faro de esperanza. He aprendido a liberarme de esas cadenas y a caminar con la cabeza en alto. Me siento bendecida por haber encontrado esta comunidad y por la forma en que Dios te utiliza para levantar y empoderar a mujeres como yo."

Estos testimonios reflejan la profunda y transformadora influencia de la mentoría integral ofrecida en "Mujer Valiosa". A través de esta guía, muchas mujeres han encontrado un camino hacia la sanación, el autoconocimiento y la reafirmación de su valor intrínseco.

En la mentoría integral de *"Mujer Valiosa"*, no solo proporcionamos consejos y guías prácticas, sino que también nos adentramos profundamente en la sanidad interior que ofrece Dios. Los testimonios de Raquel, María y muchas otras mujeres destacan cómo esta mentoría ha sido un vehículo de transformación y sanación espiritual. Veamos más de cerca lo que hace esta mentoría espiritual para la sanidad interior.

SANIDAD A TRAVÉS DE LA PALABRA DE DIOS

Una parte fundamental de nuestra mentoría es la inmersión en la Palabra de Dios. Aquí, las enseñanzas bíblicas no son solo teorías, sino herramientas vivas de sanación y empoderamiento. Como Rebeca mencionó, muchas mujeres han crecido en entornos donde el menosprecio y la humillación eran comunes. En nuestra mentoría, contrarrestamos estas heridas antiguas con las verdades del amor y la aceptación que Dios tiene para cada una de sus hijas.

CREANDO UN ESPACIO DE AMOR Y ACEPTACIÓN

La mentoría en "Mujer Valiosa" va más allá del aprendizaje individual; es una experiencia compartida en un ambiente de amor y aceptación. Las mujeres encuentran un espacio seguro donde pueden compartir sus experiencias y recibir apoyo sin juicios. Este entorno promueve no solo el aprendizaje sino también la sanación emocional y espiritual. A través de nuestras sesiones grupales y actividades, creamos un ambiente donde cada mujer puede sentirse valorada y escuchada.

EJERCICIOS DE LIBERACIÓN Y EMPODERAMIENTO

Una parte clave de nuestra mentoría son los ejercicios de liberación. Estos están diseñados para ayudar a las mujeres a dejar atrás las cargas del pasado. Utilizamos prácticas como la oración guiada, meditaciones basadas en la Escritura y afirmaciones divinas para ayudar a las mujeres a liberarse de las cadenas de la humillación, el rechazo y el autodesprecio. Al igual que María encontró su camino hacia la dignidad y la fuerza, buscamos guiar a todas las mujeres en este camino de liberación y empoderamiento.

EL IMPACTO DE LA MENTORÍA EN LA VIDA DIARIA

El impacto de esta mentoría se extiende más allá de nuestras sesiones. Las lecciones y prácticas aprendidas aquí se llevan a la vida diaria de las mujeres, transformando no solo cómo se ven a sí mismas, sino también cómo interactúan con los demás y enfrentan los desafíos de la vida. Al comprender su valor y dignidad en Dios, las mujeres empiezan a vivir con una nueva perspectiva, una que está enraizada en el amor y la gracia divinos.

En "*Mujer Valiosa VIP*", la mentoría espiritual para la sanidad interior es fundamental. No es simplemente un programa de aprendizaje; es un viaje de transformación. A través de esta mentoría, las mujeres no solo sanan las heridas del pasado, sino que también descubren su verdadera identidad y propósito en Dios. Este pilar de nuestra comunidad es un recordatorio poderoso de que, con la guía adecuada y el amor de Dios, cada mujer puede superar sus circunstancias y florecer en su plenitud.

CAPÍTULO 3

Pilar Número Tres: Crecimiento en Comunidad

MÁS ALLÁ DE LAS PALABRAS: UNA COMUNIDAD DE APOYO

En este tercer y vital pilar de "Mujer Sana y Próspera", te invito a experimentar el poder del crecimiento en comunidad. Lo que te ofrezco va más allá de las palabras en una página; es una mano amiga, un hombro en el que apoyarte, y una guía en tu camino hacia la sanidad y prosperidad. Unirte al grupo Mujer Valiosa VIP significa entrar en un espacio donde la soledad y el aislamiento no tienen cabida.

LA FUERZA DE CRECER JUNTAS

Nuestro crecimiento es exponencial cuando lo hacemos juntas. En nuestras reuniones, crearemos un ambiente de apoyo mutuo donde la oración, la afirmación, la risa y el aprendizaje son los pilares. Realizaremos ejercicios de liberación para despojarnos de todo aquello que ya no nos sirve y nos equiparemos con nuevas enseñanzas y perspectivas.

EL PODER DE LA COMUNIDAD

En la comunidad Mujer Valiosa VIP, encontrarás un grupo de mujeres comprometidas con su crecimiento personal y espiritual. Es un lugar para compartir experiencias, aprender unas de otras y fortalecer nuestros vínculos en el camino hacia la sanidad y la prosperidad. Juntas, formamos un círculo de fuerza y motivación.

LA OPORTUNIDAD ESTÁ FRENTE A TI

Si estás lista para el cambio, para sanar del dolor y reinventar tu felicidad, esta es tu oportunidad. El tiempo para actuar es ahora. La decisión de embarcarte en un camino hacia una vida sana y próspera está en tus manos. No dejes pasar esta oportunidad, las puertas de la comunidad Mujer Valiosa VIP están abiertas, pero ten en cuenta que las inscripciones no durarán para siempre.

UNA INVITACIÓN A TRANSFORMARTE

Haz clic en ese botón y únete a nuestra comunidad inmediatamente. Te estamos esperando con brazos abiertos y corazones llenos de esperanza. Juntas, vamos a emprender este viaje hacia una vida llena de salud y prosperidad. ¿Estás lista para comenzar?

UN LLAMADO A SER PARTE DE ALGO MAYOR

Esta es una invitación a ser parte de algo más grande que tú misma. Es un llamado a vivir en la bendición, en la salud y la prosperidad, en la compañía de otras que comparten tus mismas metas y sueños. No es magia; es el resultado de la disciplina, la fe, y, sobre todo, el poder de la comunidad. Así que toma esa valiente decisión hoy. Que tu próxima acción sea el primer paso hacia tu nueva vida.

En el Pilar Número Tres, "Crecimiento en Comunidad", descubrirás que tu viaje hacia la sanación y la prosperidad se enriquece y fortalece cuando se comparte con otras. La comunidad Mujer Valiosa VIP es tu espacio para crecer, sanar, y prosperar. Te esperamos para comenzar juntas este emocionante camino.

TESTIMONIOS DE CRECIMIENTO EN COMUNIDAD

Testimonio de Sofía
"Ser parte de la Comunidad Mujer Valiosa ha sido una experiencia reveladora. Aquí, he sentido verdaderamente lo que significa ser elevada por Dios. No solo he aprendido a verme a mí misma como Su hija amada y cuidada, sino que también he experimentado cómo Él me hace brillar en comunidad. He crecido, aprendido y ahora contribuyo activamente en nuestra comunidad. Me siento profundamente conectada con la afirmación de Dios de que soy 'valiosa en Sus manos'. Esta comunidad no solo ha enriquecido mi vida personal, sino que también me ha impulsado a

hacer contribuciones valiosas en mi comunidad local, en la escuela, en la iglesia y en mi familia. He descubierto que solo al sanar y transformarnos podemos realmente ser valiosas, sin obstáculos para nuestro crecimiento y servicio."

Testimonio de Laura

"Unirse a la Comunidad Mujer Valiosa ha sido transformador. Al principio, me sentía perdida y sin valor, pero aquí, he aprendido que soy valiosa para Dios. He escuchado Su voz diciendo: 'Esta es mi hija, y ella hoy brilla'. Esta comunidad me ha enseñado a crecer, no solo individualmente, sino también como parte de un colectivo. He aprendido a contribuir y a ser valiosa en las manos de Dios, no solo en mi vida personal, sino también en mi entorno. He visto cambios positivos en mi familia, mi iglesia y mi comunidad gracias a las lecciones aprendidas aquí. La Comunidad Mujer Valiosa es un lugar donde sanamos juntas, y al hacerlo, nos transformamos en seres valiosos, capaces de crecer y servir sin límites."

Testimonio de Elena

"La Comunidad Mujer Valiosa ha sido una bendición en mi vida. Al principio, me uní buscando apoyo y sanación, pero he encontrado mucho más. Aquí, Dios me ha mostrado que soy su hija preciosa, que tengo un propósito y un valor inmenso en Sus ojos. En comunidad, he aprendido a brillar, a crecer y a contribuir. Ahora, llevo estas enseñanzas a mi comunidad, mi escuela y mi iglesia, transformándome en un instrumento de cambio y servicio. Esta comunidad me ha enseñado que la verdadera transformación y valor vienen de sanar y crecer juntos. Gracias a la Comunidad Mujer Valiosa, ahora sé que soy amada y valiosa en las manos de Dios."

LA FUERZA DE LA COMUNIDAD EN LA SANIDAD ESPIRITUAL

El crecimiento en comunidad, como se refleja en los testimonios de Sofía, Laura, y Elena, es un componente fundamental de la sanidad espiritual que ofrece Dios. En la Comunidad Mujer Valiosa, cada mujer encuentra un espacio seguro y acogedor donde puede sanar, crecer y brillar. Este pilar no solo se centra en el crecimiento individual, sino también en cómo cada una puede contribuir y ser valiosa dentro de su propia comunidad.

ESCUCHAR LA VOZ DE DIOS EN COMUNIDAD

Una de las experiencias más transformadoras en la Comunidad Mujer Valiosa es aprender a escuchar la voz de Dios. En este entorno de apoyo mutuo, las mujeres aprenden a reconocer cómo Dios las ve: valiosas, fuertes y capaces. Las palabras de Dios que afirman, "esta es mi hija y ella hoy brilla", resuenan profundamente, proporcionando un sentido de valor y propósito.

LA TRANSFORMACIÓN A TRAVÉS DEL SERVICIO

La mentoría en la Comunidad Mujer Valiosa va más allá de la sanidad personal. Como menciona Elena, al sanar y crecer, las mujeres se transforman en agentes de cambio y servicio en sus propias comunidades, escuelas, iglesias y familias. Esta es una sanación que se extiende hacia fuera, tocando las vidas de otros y creando un impacto positivo en el mundo que las rodea.

EL VALOR DE LA COMUNIDAD EN LA SANIDAD INTERIOR

Los testimonios destacan cómo la sanidad interior se potencia en un entorno comunitario. Al compartir experiencias, retos y victorias, las mujeres no solo se fortalecen individualmente, sino que también se empoderan unas a otras. La comunidad se convierte en un reflejo del amor y el cuidado de Dios, un lugar donde la sanación interior se nutre y florece.

En resumen, el Pilar Número Tres - Crecimiento en Comunidad - es un recordatorio de que no estamos solas en nuestro viaje de sanidad y crecimiento espiritual. En la Comunidad Mujer Valiosa, cada mujer aprende que su valor no se mide por sus circunstancias pasadas o presentes, sino por cómo Dios la ve. A través de la comunidad, la mentoría y la sanidad espiritual, cada mujer se transforma en una versión más fuerte, sana y valiosa de sí misma, lista para brillar y hacer una diferencia en su mundo.

Esta es una invitación a ser parte de algo más grande que tú misma. Es un llamado a vivir en la bendición, en la salud y la prosperidad, en la compañía de otras que comparten tus mismas metas. No es magia; es disciplina, es fe, y sobre todo, es comunidad. Así que toma esa valiente decisión hoy y únete a nosotros. Que tu próxima acción sea el primer paso hacia tu nueva vida.

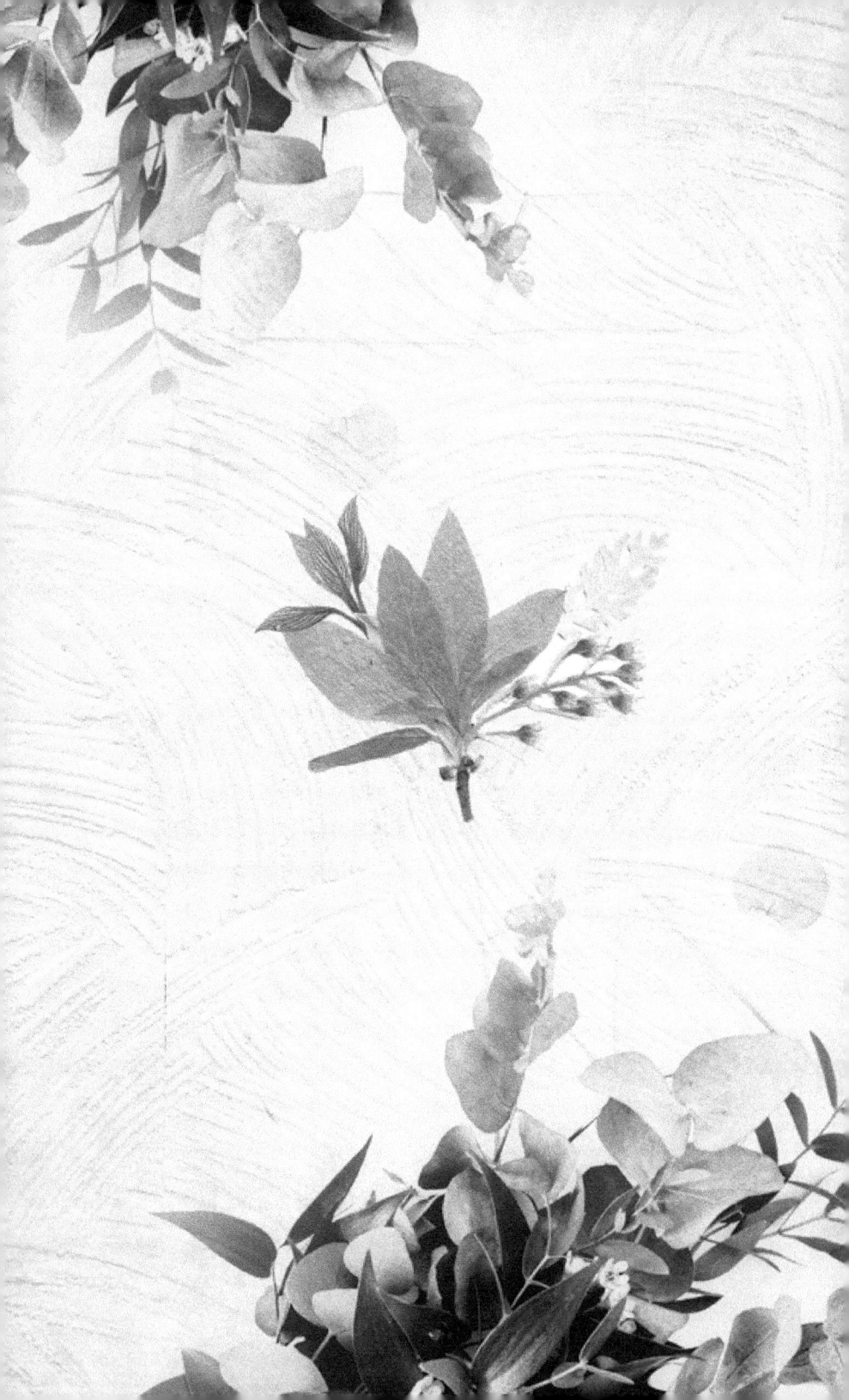

CAPÍTULO 4
Pilar Número Cuatro - Camino Hacia La Transformación

Programa Mujer Valiosa VIP

PARA QUIÉN ES EL PROGRAMA DE MENTORÍA MUJER VALIOSA VIP

Este capítulo está dedicado a ti, que mientras lees estas palabras o escuchas el llamado, sientes que hay algo más esperando por ti. Permíteme decirte, con toda la certeza que mi experiencia me otorga, que este programa es precisamente para ti.

Para la Mujer que Busca Salir de la Oscuridad
Si estás atravesando por momentos de depresión, si la ansiedad te ha robado la paz y la claridad, este programa es tu mano amiga. No estás sola en esto. Juntas, vamos a caminar hacia la luz y la estabilidad que tanto anhelas.

Para la Mujer Enredada en Relaciones Tóxicas
Las relaciones no deben ser un campo de batalla que

te deje heridas. Si estás en una situación donde no sabes si quedarte o partir, si vivir con alguien te causa dolor, pero la soledad también te aterra, necesitas una guía. Aquí encontrarás las estrategias y el apoyo para crear relaciones sanas y constructivas.

Para la Mujer que Anhela Encontrar su Propósito

¿Te sientes estancada? ¿Como si el trabajo, las relaciones o incluso amistades no te llevaran a ningún lado? Si la vida parece un ciclo sin fin y tu propósito se siente más distante cada día, te entiendo. Este programa es el mapa que te ayudará a encontrar la ruta hacia tu verdadera llamada.

Para la Mujer que Busca Liberarse del Pasado

El perdón es un viaje difícil, tanto hacia los demás como hacia uno mismo. Si cargas con el peso de las cosas que no puedes dejar atrás, permíteme acompañarte en el proceso de soltarlas y sanar. Este programa es tu espacio seguro para curar viejas heridas y aprender a perdonar de corazón.

Para la Mujer que Desea Controlar su Ira y Frustración

A todas nos han dominado la ira y el enojo en algún momento, llevándonos a decir o hacer cosas que lamentamos. Si este es tu combate diario, aquí aprenderás a manejar estas emociones y a transformarlas en algo positivo para tu vida.

Para la Mujer Marcada por Etiquetas Ajenas

Las palabras pueden marcar profundamente, y si las etiquetas negativas del pasado están afectando tu presente y amenazan tu futuro, es hora de despojarte de ellas. En este programa, vamos a reescribir tu historia con palabras de afirmación y verdad.

Para la Mujer en Busca de Claridad Mental

Si tu mente parece un enemigo en lugar de un aliado, si te sientes confundida y perdida en tus propios pensamientos, este programa te ayudará a ordenar ese caos. Aquí, encontrarás claridad y dirección.

Para la Mujer en Crisis o Confusión

Y si simplemente no sabes qué le pasa a tu mente, si estás en crisis o sientes que algo no está bien, pero no puedes identificar qué es, quiero que sepas que este lugar es también para ti. Vamos a descubrir juntas lo que ocurre y cómo avanzar hacia la sanidad.

Este programa de *mentoría Mujer Valiosa VIP* no es una solución mágica. Es un espacio para trabajar juntas, para aprender, para compartir, para crecer. No puedo prometerte un camino sin obstáculos, pero sí puedo asegurarte que no tendrás que enfrentarlos sola.

Así que si te ves reflejada en estas palabras, si sientes que esta invitación resuena con algo profundo dentro de ti, te animo a dar el paso. No dejes que la duda te paralice. El cambio, la sanidad y la prosperidad están a tu alcance. Todo lo que debes hacer es decir "sí" y unirte a nosotros.

Este programa es para ti, mujer valiosa y llena de potencial. Es hora de dejar atrás el dolor y la incertidumbre, y abrazar la vida próspera y saludable que te está esperando.

Los Tesoros del Programa de *Mentoria Mujer Valiosa VIP*

Permíteme invitarte a un viaje, una aventura que se despliega mes a mes ante ti, cargada de revelaciones, crecimiento y un inmenso calor humano. Imagina un espacio diseñado con el único propósito de ver florecer tu ser más íntimo, ese que clama por sanidad, entendimiento y prosperidad. Eso es precisamente lo que te espera en el *Programa de Mentoria Mujer Valiosa VIP*.

CLASES MAGISTRALES MENSUALES CON REBECA

Imagina tener un encuentro cada mes con alguien que te comprende, que ha atravesado el mismo desierto que tú y ha encontrado oasis de sabiduría. Esa soy yo, Rebeca, tu mentora en vivo, dispuesta a compartir contigo los secretos que he descubierto en mi búsqueda de una vida plena. Cada clase es un paso más hacia la libertad emocional y espiritual que anhelas.

EJERCICIOS LIBERADORES

La ansiedad y el estrés pueden ser cadenas difíciles de romper, pero no imposibles. Juntas realizaremos ejercicios prácticos y poderosos diseñados para desalojar la ansiedad de tu ser, liberando tu mente y corazón de las ataduras que te impiden avanzar.

UN CALENDARIO DE ACCIONES CONCRETAS

No te dejaré con las manos vacías esperando un cambio. Te proporcionaré un calendario detallado de actividades diarias que te guiarán paso a paso en tu proceso de transformación, marcando cada día con un propósito claro y alcanzable.

EL CALOR DE NUESTRA COMUNIDAD
El viaje es más dulce cuando se comparte. Serás abrazada por una comunidad de mujeres valiosas que, al igual que tú, buscan crecer y sanar. Aquí encontrarás amor, comprensión y el apoyo incondicional de almas que resonarán con tu historia.

RECOMENDACIONES ENRIQUECEDORAS
Pondré en tus manos una selección de libros, podcasts y oraciones cuidadosamente elegidos para alimentar tu espíritu y expandir tu mente. Cada recomendación será una llave que abrirá nuevas puertas de conocimiento y sabiduría.

UN ESTILO DE VIDA TRANSFORMADOR
Sana y Próspera es un programa especial que desarrolla en ti un nuevo estilo de vida. Te enseñaré a cultivar bienestar, sanidad y felicidad, apoyándote en tres pilares fundamentales: la sabiduría interior, las Sagradas Escrituras y la ciencia, sin olvidar la guía del Espíritu Santo de Dios que mora en ti.

UN PROPÓSITO DE VIDA DESCUBIERTO Y VIVIDO
No hay mayor tesoro que vivir en alineación con tu propósito de vida. Aquí, no solo descubrirás ese llamado único que te pertenece, sino que también aprenderás a vivirlo cada día, rodeada de mujeres que, como tú, están decididas a florecer.

Este programa es mucho más que un conjunto de clases; es una invitación a ser parte de algo trascendental. Una oportunidad de cambiar la narrativa de tu vida y convertirte en la mujer sana y próspera que estás destinada a ser.

Si tu corazón late con fuerza al leer estas líneas, si sientes una mezcla de emoción y esperanza, es la señal de que estás lista para dar el paso. Las puertas están abiertas, pero solo por un tiempo limitado. No dejes pasar esta oportunidad.

Inscríbete al programa de mentoría ahora y reserva tu lugar, visitando la página:

MujerValiosa.org/mentora

Únete a nuestra comunidad. Emprende el viaje. Es tu tiempo de sanar, de florecer, de reinventar tu realidad. Es tu tiempo de ser sana y próspera. Únete a Mujer Valiosa VIP hoy.

LA TRANSFORMACIÓN QUE ESPERAS

Ahora, profundicemos en el corazón mismo de tu transformación, en los resultados palpables y duraderos que lograrás a través de tu compromiso con el programa Mujer Valiosa VIP. Porque no se trata solo de recibir, sino de convertir esos conocimientos y experiencias en verdaderos cambios de vida.

ALIVIO Y RENOVACIÓN

Piensa por un momento en la liberación que sentirías si la ansiedad, la depresión y el estrés que te oprimen comenzaran a disiparse como la niebla ante los rayos del sol. Con cada herramienta que te brindo, con cada estrategia que implementamos juntas, encontrarás una disminución notable de esos síntomas que hoy te agobian: el insomnio que te quita la paz, la fatiga que te roba la energía, los dolores de cabeza que nublan tu pensamiento, y la tensión que ata tu cuerpo.

SALUD INTEGRAL

Imagina un estado de salud integral que va más allá de la ausencia de enfermedad. Es la fuerza para afrontar cada día con vitalidad, es la serenidad que permite a tu cuerpo descansar plenamente, es la digestión que fluye sin contratiempos y una respiración que te llena de vida. Todo esto no es un sueño lejano, sino una realidad al alcance de tu mano.

PERMANENCIA EN EL BIENESTAR

Este programa no es una solución temporal para una temporada efímera de tu vida. Es una promesa de salud y prosperidad que se extiende a cada mes, a cada estación que vivas. Aquí aprenderás a construir y mantener un estado de bienestar que perdura, que no se desvanece con las modas ni cambia con las estaciones.

UNA VIDA PLENA Y ABUNDANTE

Dios promete una vida plena y abundante, y a través de este programa, aprenderás a reclamar esa promesa. No solo sobrevivirás; prosperarás. No solo caminarás; correrás. No solo soñarás; realizarás. Con cada paso que des en este programa, te acercarás más a la vida que siempre has deseado vivir.

La decisión de unirte a *Mujer Valiosa VIP* es la decisión de tomar las riendas de tu bienestar, de invertir en tu salud mental, emocional y espiritual, y de afirmar que mereces más que la mera supervivencia.

Es el momento de elegir. Elegir la sanidad sobre el dolor, la claridad sobre la confusión, la fuerza sobre la debilidad, la abundancia sobre la carencia. Elegirte a ti y a la vida que mereces.

Si estás lista para desatar esa versión de ti que ha estado esperando brillar, si estás preparada para abrazar una vida sin los grilletes del estrés y la ansiedad, entonces te invito a actuar. No mañana, no la próxima semana, sino ahora. Porque cada momento que pasa es un tesoro que no se recupera.

Únete a nosotros. Haz ese clic transformador. Y juntas, en comunidad y con la guía divina, haremos que cada temporada de tu vida sea una temporada de sanidad y prosperidad. Esta es tu invitación a un nuevo comienzo, a ser sana y próspera en todas las estaciones de tu vida.

UNA GRAN INVERSIÓN:

"Querida amiga, el valor de una transformación profunda y duradera es incalculable. Sin embargo, mi misión es hacer este viaje accesible para ti. Por menos del costo diario de un café especial, podrás unirte a nuestra comunidad exclusiva de Mujer Valiosa VIP.

Con una inversión mensual, estarás invirtiendo en tu crecimiento personal, emocional y espiritual. Si deseas una experiencia más íntima puedes elegir tener también mentoría privada conmigo cada mes para abordar tus inquietudes personales. Puedes también escoger además, una llamada adicional de seguimiento con un coach de nuestro equipo.

Hago esto porque creo en la accesibilidad y para que puedas elegir lo que mejor se ajuste a tus necesidades.

Recuerda que tu inversión hoy es el primer paso hacia tu renovación. Estás a un clic de iniciar tu camino hacia una vida de plenitud y propósito. No dejes pasar la oportunidad de florecer en todas las áreas de tu vida.

Las puertas están abiertas, pero las plazas son limitadas para mantener la calidad y la intimidad de nuestra comunidad.

¿Estás lista para decir 'sí' a tu transformación?

Únete a Mujer Valiosa VIP hoy, visita la página:

MujerValiosa.org/mentora

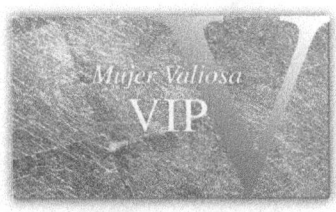

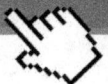

Apéndice

Afirmaciones Divinas para la mujer Sana y Próspera

Este compendio de afirmaciones divinas está diseñado para ofrecer consuelo, fortaleza y renovación espiritual. Cada afirmación está arraigada en la verdad de la Escritura y destinada a confrontar sentimientos tales como los de rechazo, abandono, menosprecio y falta de perdón.

AFIRMACIONES CONTRA EL RECHAZO

1. **Soy escogida y amada por Dios**
"*Pero vosotros sois linaje escogido, real sacerdocio, nación santa, pueblo adquirido por Dios...*" - 1 Pedro 2:9

2. **En Cristo, soy aceptada y valorada**
"*Por tanto, aceptaos los unos a los otros, como también Cristo nos aceptó, para gloria de Dios.*" - Romanos 15:7

AFIRMACIONES CONTRA EL ABANDONO

1. **Dios nunca me dejará ni me abandonará**
"*No te desampararé, ni te dejaré.*" - Hebreos 13:5

2. **En la presencia de Dios, encuentro consuelo y compañía**
"*Aunque mi padre y mi madre me dejaran, Con todo, Jehová me recogerá.*" - Salmo 27:10

AFIRMACIONES CONTRA EL MENOSPRECIO

1. **Soy creada a imagen de Dios, digna de respeto y amor**
"*Sois hechura suya, creados en Cristo Jesús para buenas obras...*" - Efesios 2:10

2. **Mi valor no depende de la opinión de los demás, sino de Dios**
"*Más a Jehová le agrada los que le temen, Los que esperan en su misericordia.*" - Salmo 147:11

AFIRMACIONES CONTRA LA FALTA DE PERDÓN

1. **La misericordia de Dios me libera para perdonar y ser perdonada**
"*Sed benignos unos con otros, misericordiosos, perdonándoos unos a otros, como Dios también os perdonó en Cristo.*" - Efesios 4:32

2. **En Cristo, encuentro la fuerza para perdonar y sanar**
"*Y sobre todas estas cosas vestíos de amor, que es el vínculo perfecto.*" - Colosenses 3:14

AFIRMACIONES DE FORTALEZA Y ESPERANZA

1. **Soy fuerte y valiente en el Señor**
"*Fíjense en que soy fuerte, que no temblaré. No tengo miedo de nadie, pues el Señor, mi Dios, va conmigo. Él no me fallará ni me abandonará.*" - Deuteronomio 31:6

2. **Mi esperanza está en Dios, y Él renueva mis fuerzas**
"*Pero los que esperan en Jehová tendrán nuevas fuerzas; levantarán alas como las águilas; correrán, y no se cansarán; caminarán, y no se fatigarán.*" - Isaías 40:31

AFIRMACIONES CONTRA LA CONDENACIÓN

1. **En Cristo, estoy libre de condenación**
"*Ahora, pues, ninguna condenación hay para los que están en Cristo Jesús...*" - Romanos 8:1

2. **Dios me ha justificado y me ve como justo**
"*Siendo justificados gratuitamente por su gracia, mediante la redención que es en Cristo Jesús.*"
- Romanos 3:24

AFIRMACIONES CONTRA LA VERGÜENZA

1. **Soy revestido de dignidad y honor por Dios**
"*Me has rodeado de cantos de liberación.*" - Salmo 32:7

2. **Mi vergüenza ha sido transformada en gloria por la misericordia de Dios**

"*Porque el que me halla, halla la vida, Y alcanzará el favor de Jehová.*" - Proverbios 8:35

AFIRMACIONES CONTRA LA CULPA

1. **Soy completamente perdonado y limpiado por Dios**
"*Si confesamos nuestros pecados, él es fiel y justo para perdonar nuestros pecados, y limpiarnos de toda maldad.*" - 1 Juan 1:9

2. **Mi pasado está redimido y tengo un nuevo comienzo**
"*Por lo tanto, si alguno está en Cristo, nueva criatura es; las cosas viejas pasaron; he aquí todas son hechas nuevas.*" - 2 Corintios 5:17

AFIRMACIONES DE RENOVACIÓN Y RESTAURACIÓN

1. **Dios restaura mi alma y me guía por sendas de justicia**
"*Él restaura mi alma; Me guía por sendas de justicia por amor de su nombre.*" - Salmo 23:3

2. **Estoy completamente restaurado en el amor y la gracia de Dios**
"*El cual nos ha salvado y llamado con llamamiento santo, no conforme a nuestras obras, sino según el propósito suyo y la gracia que nos fue dada en Cristo Jesús antes de los tiempos de los siglos.*" - 2 Timoteo 1:9

Este compendio puede ser utilizado para referencia y meditación diaria. Cada afirmación es un recordatorio de la presencia constante y amorosa de Dios, destinada a fortalecer y consolarte en tu viaje hacia la sanidad y la prosperidad integral en tu vida.

REBECA SEGEBRE
MINISTRIES

Para más información, recursos y eventos visita:
www.RebecaSegebre.org

Medios sociales:
Facebook: @RebecaSegebreOficial
Instagram: @RebecaSegebre
Twitter: @RebecaSegebre
Youtube: @RebecaSegebre

Acerca de La Autora

Rebeca Segebre es ingeniera informática y escritora prolífica. Es ampliamente reconocida en el mundo hispano por su capacidad emprendedora y su trabajo con mujeres, huérfanos y adopción. Obtuvo un reconocimiento significativo a través de sus primeros cinco libros más vendidos. Es autora de "*Pídeme*", "*Positiva en tiempos de crisis*" y del best-seller internacional "*El milagro de la adopción*".

Rebeca es una cotizada conferencista y presidente de la Editorial Güipil. En el sector empresarial se ha destacado como gerente de proyectos de IT para empresas Fortune 500. Además, dirige "*Comunidad Mujer Valiosa*", una organización sin fines de lucro 501(c3), que brinda recursos y capacitación en las áreas de negocios, liderazgo, artes literarias y educación. Reside con su familia en Winston-Salem, Carolina del Norte, EE.UU., donde recibió el premio Mujer Empresaria del Año 2023.

Para más artículos, audios, videos, estudios bíblicos y otros recursos visita: RebecaSegebre.org

Contacto: oficina@rebecasegebre.org

Libros y materiales de Rebeca:
Vive360Shop.com

Únete a la comunidad de oración, visita:
OrandoJuntas.com

¿Quieres que Rebeca Segebre sea tu mentora?
Inscríbete en: MujerValiosa.org/mentora

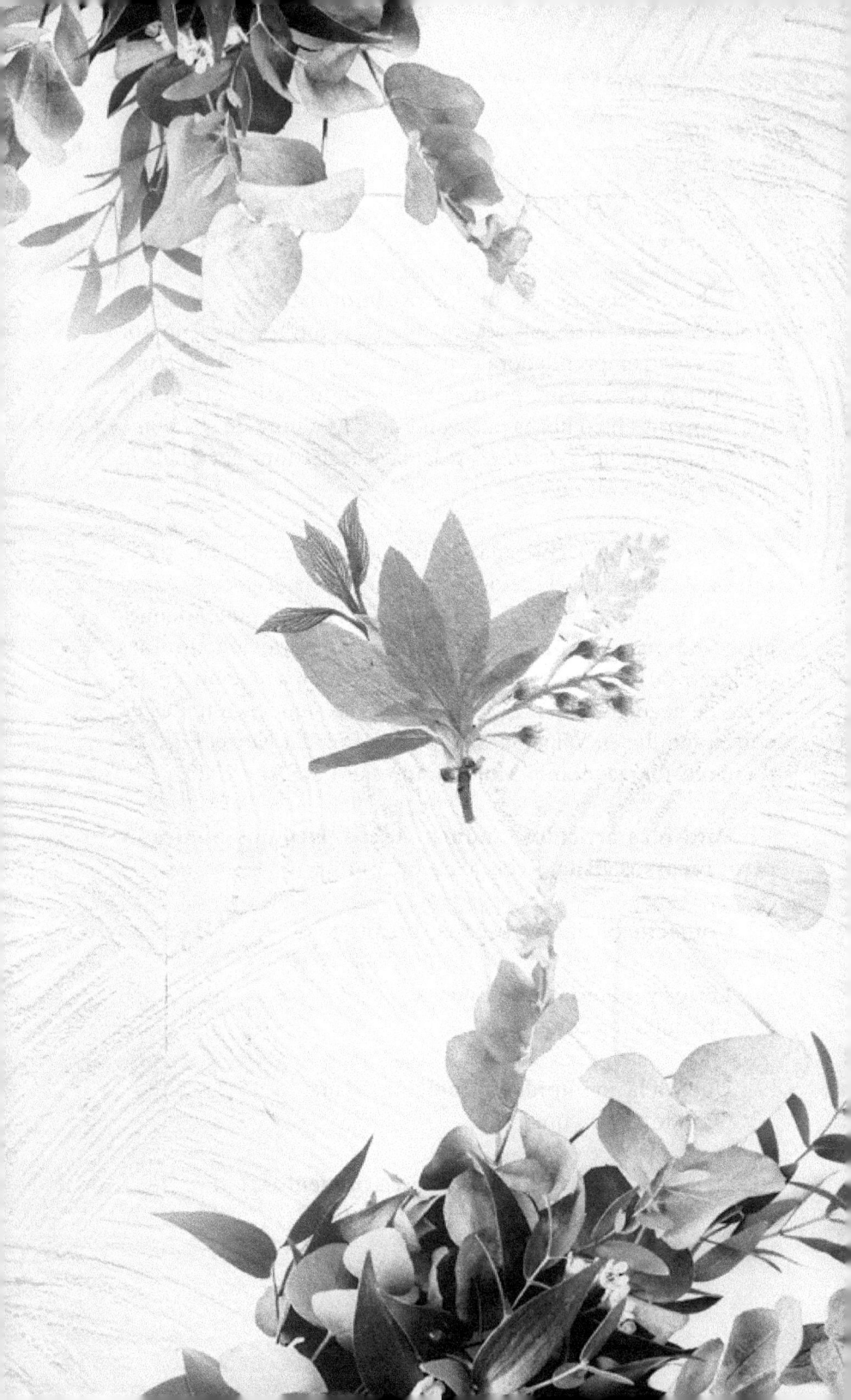

Otras Obras por Rebeca Segebre

Un minuto con Dios para Parejas

Confesiones de Una Mujer Desesperada

El milagro de La Adopción

Un minuto con Dios para mujeres

Confesiones de una Mujer Positiva

Mi Vida un Jardín

Afirmaciones Divinas

Una Nueva Vida

Las Siete Virtudes del éxito

Símbolos de La Navidad

Planner Demos Gracias

Tú naciste para escribirlo

Positiva en tiempos de crisis

Un minuto con Dios para emprendedores

Las señales de la cruz

Victorioso

21 días en Los Salmos

Sabiduría para la vida

Pídeme

Be Positive - Be Amazing: Thriving In Tough Times

NOTAS

NOTAS

www.ingramcontent.com/pod-product-compliance
Lightning Source LLC
Chambersburg PA
CBHW070547050426
42450CB00011B/2754